Dieta Sirtfood

Una guía sencilla para perder peso, quemar grasa y sentirse mejor, que incluye un plan de comidas y más de 100 recetas

TABLA DE CONTENIDO

Primera Parte: Recetas Sirtfood

Un Libro de Cocina con más de 100 Recetas para Aprovechar al Máximo la Dieta Sirtfood

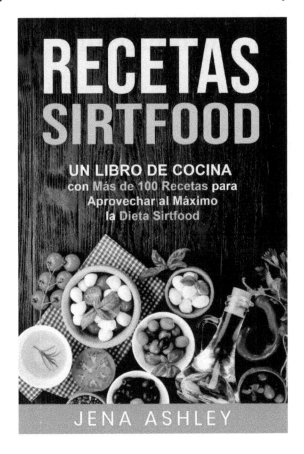

Introducción

Si está buscando una dieta que le ayude a alcanzar sus objetivos de pérdida de peso y fitness sin comprometer su paladar, pruebe la dieta Sirtfood. Enseña hábitos alimenticios saludables e incrementa el metabolismo natural de su cuerpo activando un grupo de proteínas conocidas como sirtuinas.

La dieta Sirtfood fue creada por el reconocido dúo de consultores de salud y nutricionistas de celebridades Aidan Goggins y Glen Matten. En lugar de concentrarse exclusivamente en la pérdida de peso, esta dieta fomenta patrones de alimentación saludables. El secreto para perder peso y mejorar el mecanismo natural de su cuerpo y sus poderes curativos es consumir alimentos ricos en sirtuinas. Esta no es una dieta de moda; activa el mecanismo natural de quema de grasa de su cuerpo, lo que promueve la pérdida de peso, mejora su función inmunológica, es increíblemente fácil de seguir y lo deja con una sensación de energía. Lo bueno de esta dieta es que puede lograr todos los beneficios que ofrece sin privarse de los alimentos que disfruta. La chef de televisión Lorraine Pascal, la modelo Jodie Kidd, el campeón de boxeo David Haye y el icono de la música Adele siguen la dieta Sirtfood. Desde vino tinto y chocolate amargo hasta café, puede agregar diferentes ingredientes deliciosos a esta dieta

En este libro aprenderá sobre la Dieta Sirtfood, los beneficios que ofrece y los alimentos ricos en sirtuina. Descubrirá consejos sencillos y prácticos para comenzar con esta dieta, planificación de comidas y un plan de alimentación de 4 semanas. Una vez que comprenda los conceptos básicos de esta dieta, es hora de seguir los sencillos consejos de este libro. Además de esto, descubrirá varias recetas de la dieta Sirtfood. Las recetas se clasifican en diferentes categorías para su conveniencia, como desayunos, almuerzos, meriendas, cenas, recetas de postres, etc. Recuerde: seguir esta dieta es sumamente sencillo. Asegúrese de seguir este protocolo durante al menos cuatro semanas para ver un cambio positivo en su bienestar físico general.

Si está emocionado por aprender más sobre esta dieta y descubrir sus beneficios para la salud y la pérdida de peso, comencemos de inmediato.

PARTE UNO: Conceptos Básicos de la Dieta Sirtfood

Capítulo 1: ¿Qué es la Dieta Sirtfood?

La dieta Sirtfood fue desarrollada por un dúo de nutricionistas famosos Aidan Goggins y Glen Matten. Es sorprendente notar que lograron desarrollar esta dieta mientras trabajaban en un gimnasio privado. Esta dieta se concentra en el consumo de alimentos ricos en sirtuinas. *Sirtuinas* es el término que se usa para describir las proteínas sobrealimentadas que se encuentran en el cuerpo y que regulan diversas funciones como el metabolismo, la inflamación y la inmunidad. Este dúo descubrió que ciertos compuestos vegetales aumentan los niveles de ciertas proteínas conocidas como alimentos *Sirt*. La combinación del protocolo básico de restricción calórica y el aumento del consumo de alimentos Sirt aumenta la producción de sirtuinas.

El dúo enfatiza que esta dieta no es una dieta de moda. Sirt food es la clave para desbloquear el mecanismo natural de curación y pérdida de grasa del cuerpo. Esta dieta ha gestionado con éxito el mundo de la salud y el fitness. ¿Sabía que el secreto de la sorprendente pérdida de peso de Adele es la dieta Sirtfood? Por lo tanto, si está luchando para perder esos kilos de más o desea mejorar su salud en general, esta dieta es una gran idea.

La dieta Sirtfood se creó originalmente para superar los desafíos básicos del ayuno mientras obtiene todos sus beneficios. El ayuno promueve la pérdida de peso, estabiliza los niveles de azúcar en sangre, aumenta la pérdida de grasa y fortalece el sistema inmunológico. Sin embargo, el ayuno no es sostenible a largo plazo, es difícil de seguir, es extremadamente restrictivo, aumenta el riesgo de desnutrición y provoca la pérdida de masa muscular. La dieta Sirtfood replica los beneficios para la salud del ayuno sin sus inconvenientes.

Goggins y Matten creen que esta dieta funciona activando el *gen delgado*. Mientras desarrollaban la dieta Sirtfood, realizaron un estudio en su gimnasio en el Reino Unido con 39 participantes que siguieron la dieta Sirtfood y se ejercitaron regularmente durante una semana. El dúo publicó sus sorprendentes resultados en su libro *"Coma a su Manera para Perder Peso Rápidamente y Tener una Vida más Larga Activando los Superpoderes Metabólicos de la Dieta Sirtfood"*. Los autores notaron que los participantes perdieron un promedio de siete libras al final de la primera semana. También notaron que ciertos participantes ganaron masa muscular magra.

La pérdida de peso se asoció con la privación consciente de glucógeno. Su cuerpo utiliza glucógeno para suministrar la energía necesaria para continuar y mantener su funcionamiento general. Cuando los niveles de energía disminuyen, el cuerpo utiliza las reservas adicionales de glucógeno presentes en su interior. Una vez que están vacías, utiliza grasas para producir la energía necesaria. Una molécula de glucógeno se almacena con cuatro moléculas de agua. Por lo tanto, cuando se agotan las reservas de glucógeno de su cuerpo, también se expulsa toda el agua almacenada en su interior. Entonces, la pérdida de peso inicial (la primera semana más o menos) se debe a la reducción del peso del agua y del glucógeno almacenado en su interior.

Una vez que aumenta su ingesta de calorías, su cuerpo repone las reservas de glucógeno perdidas. Esta es la razón por la que la dieta Sirtfood prescribe una restricción calórica saludable. Al aumentar la ingesta de alimentos ricos en sirtuina, le brinda a su cuerpo todos los nutrientes que necesita sin las calorías innecesarias. Esta dieta consiste en comer de manera inteligente en lugar de comer menos.

Alimentos con sirtuina

A continuación, una lista de los mejores alimentos Sirt que debe agregar a su dieta diaria.

- Vino tinto
- Café
- Chocolate oscuro (85% de contenido de cacao)
- Cebollas
- Fresas
- Arándanos
- Col rizada
- Soya
- Perejil
- Aceite de oliva extra virgen
- Rúcula
- Chile
- Té verde matcha
- Nueces
- Cúrcuma
- Trigo sarraceno
- Dátiles Medjool
- Achicoria
- Apio silveste
- Alcaparras

Capítulo 2: Cómo Seguir la Dieta Sirtfood

La dieta Sirtfood se divide en dos fases. Debe seguir instrucciones específicas en cada fase porque ayudan a cambiar el metabolismo general de su cuerpo. La fase 1 y 2 de esta dieta dura tres semanas en total. Después de esto, debe seguir la dieta durante más tiempo para lograr sus objetivos de pérdida de peso y fitness.

Fase 1

Durante la fase 1 de esta dieta, su ingesta de calorías se reduce a 1000 calorías por día. También se conoce como la etapa de hiper-éxito y dura una semana. Los siete días se dividen en dos segmentos. Durante los primeros tres días de la dieta, su ingesta de calorías es de 1000 calorías por día. Después de eso, su ingesta de calorías aumenta a 1500 calorías por día. Debe beber tres jugos verdes Sirtfood y comer una comida por día dentro de las 1000 calorías asignadas. Después del período de tres días, puede consumir dos comidas dietéticas Sirtfood y beber dos jugos dentro del límite de 1500 calorías.

Fase 2

Una vez que haya completado la fase 1 de esta dieta, ¡no olvide felicitarse! La fase 1 es quizás la parte más difícil de esta dieta; una vez completado, el resto se vuelve más fácil. La fase 2 de esta dieta también se conoce como etapa de mantenimiento, y su objetivo principal es asegurar que se mantengan todos los beneficios derivados de la etapa anterior. No se preocupe por consumir jugos en lugar de comidas durante este período. Durante el período de mantenimiento, puede consumir tres comidas Sirtfood saludables y un jugo Sirtfood. Esta fase tiene una duración de dos semanas. Al aumentar el consumo de estos superalimentos, puede mantener fácilmente los requisitos de nutrientes de su cuerpo.

Una vez que haya completado un ciclo de las fases 1 y 2 de la dieta Sirtfood, debe repetir el proceso nuevamente. Dado que esta dieta es sostenible a largo plazo, asegúrese de consumir comidas saludables y equilibradas. Una de las principales ventajas de esta dieta es la flexibilidad general que ofrece. Para mejorar los beneficios de esta dieta, no olvide agregar suficiente ejercicio a su rutina diaria. La dieta, el sueño y el ejercicio son tres factores importantes esenciales para su bienestar general. ¡Así que présteles atención!

Al igual que con cualquier otra dieta, la creación de un plan es esencial. No se trata solo de perder peso, sino que debe mantener esa pérdida de peso y trabajar para alcanzar sus objetivos de acondicionamiento físico. Después de tres semanas, si se da por vencido y vuelve a sus patrones de alimentación poco saludables, efectivamente eliminará todos los resultados de la dieta Sirtfood hasta el momento. Para facilitar las cosas, utilice el plan de alimentación de la dieta Sirtfood de cuatro semanas que se describe en este libro.

PARTE DOS: Recetas de Sirtfood

Capítulo 3: Bebidas

Jugo Verde #1

Tiempo de preparación: 10 minutos

Tiempo de cocción: 0 minutos

Cantidad de porciones: 2

Ingredientes:

- 4 manojos grandes de hojas de col rizada, rasgadas
- Un manojo de perejil de hoja plana
- Un manojo de hojas de apio silvestre
- 2 manojos grandes de rúcula
- 1 manzana verde mediana, sin corazón, en rodajas
- 1 cucharadita de té verde matcha en polvo
- Jugo de un limón
- 6 ramas de apio con hojas, picadas

Instrucciones:

1. Agregue la col rizada, perejil, apio, rúcula, manzana y apio en un exprimidor y extraiga el jugo.

2. Agregue jugo de limón y mezcle.

3. El té verde matcha en polvo debe mezclarse justo antes de servir.

4. Vierta en 2 vasos y sirva con hielo.

Jugo Verde # 2

Tiempo de preparación: 5 minutos

Tiempo de cocción: 0 minutos

Cantidad de porciones: 2

Ingredientes:

- 5.3 onzas de hojas de col rizada, rasgadas
- 1 manojo pequeño de perejil
- 1 manzana verde, sin corazón, en rodajas
- Jugo de limón
- 2 manojos de rúcula
- 4 ramas de apio picadas
- Jengibre de 1 pulgada, en rodajas
- 1 cucharadita de té verde matcha en polvo

Instrucciones:

1. Agregue la col rizada, la lechuga con perejil, el jengibre, la manzana y el apio en un exprimidor y extraiga el jugo.

2. Agregue jugo de limón y mezcle.

3. El té verde matcha en polvo debe mezclarse justo antes de servir.

4. Vierta en 2 vasos y sirva con hielo.

Jugo Verde # 3

Tiempo de preparación: 10 minutos

Tiempo de cocción: 0 minutos

Cantidad de porciones: 1

Ingredientes:

- 1 taza de hojas tiernas de espinaca
- 2 tazas de hojas de col rizada tiernas
- 1 manojo pequeño de perejil
- 1 pepino pequeño, picado
- Jugo de ½ limón

- ½ manzana verde mediana, sin corazón
- ½ pulgada de jengibre fresco, en rodajas

Instrucciones:

1. Agregue la col rizada, el perejil, el jengibre, la espinaca, la manzana y el pepino en un exprimidor y extraiga el jugo.

2. Agregue jugo de limón y mezcle.

3. Verter en un vaso y servir con hielo.

Jugo de Col Rizada y Apio

Tiempo de preparación: 5 minutos

Tiempo de cocción: 0 minutos

Cantidad de porciones: 2

Ingredientes:

- 10 hojas grandes de col rizada, rasgadas
- 2 pepinos, cortados, picados en trozos
- ½ taza de trozos de piña
- 3-4 tallos de apio grandes, picados

Instrucciones:

1. Agregue la col rizada, los pepinos, la piña y el apio en un exprimidor y extraiga el jugo. Si está usando piña fresca, consuma el jugo dentro de los 30 minutos posteriores a la extracción.

2. Vierta en 2 vasos y sirva con hielo.

Jugo de Perejil con Jengibre y Manzana

Tiempo de preparación: 5 minutos

Tiempo de cocción: 0 minutos

Cantidad de porciones: 2

Ingredientes:

- 5 onzas de perejil, tallo y hojas
- 2 cucharadas de miel
- 2 manzanas verdes, sin corazón y en rodajas

- 1 manojo de hojas de menta fresca
- 2 pulgadas de jengibre, en rodajas

Instrucciones:

- Agregue el perejil, el jengibre, las manzanas y las hojas de menta en un exprimidor y extraiga el jugo.
- Agregue miel y mezcle.
- Vierta en 2 vasos y sirva.

La Máquina Verde

Tiempo de preparación: 15 minutos

Tiempo de cocción: 0 minutos

Cantidad de porciones: 2

Ingredientes:

- 2 pulgadas de jengibre fresco, en rodajas
- 2 pepinos, cortados y picados
- Jugo de lima
- Jugo de limón
- 2 tazas de agua de coco
- 2 tazas de hojas tiernas de col rizada
- 2 hojas de acelga grandes, rasgadas
- 2 tallos de apio picados
- 2 manzanas, sin corazón, en rodajas
- 2 tazas de rúcula empacada

Instrucciones:

1. Exprima el jugo de la lima y el limón.
2. Agregue las manzanas, el jengibre, la col rizada, la acelga, la rúcula y el pepino y extraiga el jugo.
3. Agregue el agua de coco, la lima y el jugo de limón.
4. Vierta en 2 vasos.
5. Agregue hielo si lo desea y sirva de inmediato.

Jugo de Tomate y Col Rizada Salada

Tiempo de preparación: 10 minutos

Tiempo de cocción: 0 minutos

Cantidad de porciones: 2

Ingredientes:

- 6 tomates ciruela medianos, cortados en trozos
- 4 tallos de apio picados
- Jugo de un limón grande
- 2 tazas de perejil de hoja plana
- 6 hojas de col rizada, rasgadas
- 2 cucharadas de semillas de chía (opcional)

Instrucciones:

- Primero agregue los tomates y el perejil en el exprimidor, seguido de apio y col rizada. Extraiga el jugo y agregue el jugo de limón y las semillas de chía.
- Déjelo reposar durante 5 minutos.
- Vierta en 2 vasos y sirva.

Jugo de Uva y Melón

Tiempo de preparación: 10 minutos

Tiempo de cocción: 0 minutos

Cantidad de porciones: 2

Ingredientes:

- 1 pepino, cortado y picado
- 7 onzas de uvas rojas sin semillas
- 2 manojos de espinacas tiernas
- 7 onzas de melón, pelado, sin semillas y picado

Instrucciones:

1. Agregue pepino, uvas, espinacas y melón en un exprimidor y extraiga el jugo.
2. Vierta en 2 vasos y sirva.

Batido de Col Rizada y Grosella Negra

Tiempo de preparación: 5 minutos

Tiempo de cocción: 0 minutos

Cantidad de porciones: 1

Ingredientes:

- 1 cucharadita de miel
- 5 hojas tiernas de col rizada, desechar los tallos
- Un manojo de grosellas negras, desechar los tallos
- ½ taza de té verde tibio recién hecho
- ½ banana, en rodajas
- Cubitos de hielo, según sea necesario

Instrucciones:

1. Agregue miel a la taza de té verde. Revuelva y vierta en una licuadora.

2. Agregue la col rizada, las grosellas, el plátano y los cubitos de hielo.

3. Mezclar durante 30 - 40 segundos o hasta que quede suave.

4. Vierta en 2 vasos y sirva.

Batido de Fresa

Tiempo de preparación: 10 minutos

Tiempo de cocción: 0 minutos

Cantidad de porciones: 2

Ingredientes:

- 1 taza de fresas congeladas
- 2 cucharadas de proteína de arroz integral en polvo
- 4 dátiles medjool, sin hueso, remojados en agua durante 20 minutos, escurridos y picados
- 1 cucharadita de jengibre fresco rallado
- Stevia al gusto
- 4 tallos de apio picados

- 2/3 taza de leche de coco
- 4 cucharadas de cacao en polvo oscuro
- 2 cucharadas de azúcar de palma de coco
- 1 taza de té verde, enfriado

Instrucciones:

- Agregue fresas, proteína en polvo, dátiles, jengibre, stevia, apio, leche de coco, cacao en polvo, azúcar de palma de coco y té verde en una licuadora.
- Mezclar durante 30 - 40 segundos o hasta que quede suave.
- Vierta en 2 vasos y sirva.

Batido de Bayas Mixtas

Tiempo de preparación: 10 minutos

Tiempo de cocción: 0 minutos

Cantidad de porciones: 2

Ingredientes:

- 2 tazas de fresas congeladas mezcladas, arándanos, frambuesas y moras
- 2 a 4 cucharadas de mantequilla de anacardo
- 1 ½ taza de leche de su elección
- 2 cucharadas de semillas de chía
- 2 plátanos, en rodajas, congelados

Instrucciones:

1. Agregue las fresas, la mantequilla de anacardo, la leche, las semillas de chía y los plátanos en una licuadora.

2. Mezclar durante 30 - 40 segundos o hasta que quede suave.

3. Vierta en 2 vasos y sirva.

Batido de Chocolate

Tiempo de preparación: 10 minutos

Tiempo de cocción: 0 minutos

Cantidad de porciones: 2

Ingredientes:

- 2 plátanos, en rodajas, congelados
- 6 - 8 dátiles, sin hueso
- 1 ½ taza de leche de almendras sin azúcar de su elección
- 2 cucharadas de cacao en polvo sin azúcar

Instrucciones:

- Agregue la leche, el cacao y los dátiles en una licuadora y mezcle hasta que quede suave.
- Agregue el plátano y mezcle hasta que quede suave.
- Vierta en vasos y sirva.

Batido de Tarta de Manzanas

Tiempo de preparación: 60 minutos

Tiempo de cocción: 3 minutos

Cantidad de porciones: 3 - 4

Ingredientes:

- 1 taza de hojuelas de avena
- 2 cucharaditas de extracto de vainilla
- 1 taza de cubitos de hielo
- 2 manzanas, sin corazón, peladas y cortadas en trozos
- 1 taza de yogur griego
- 1 taza de té verde

Instrucciones:

- Siga las instrucciones del paquete y prepare el té verde. Deje enfriar durante 50 a 60 minutos.
- Vierta en una licuadora. Agregue avena, vainilla, hielo, manzana y yogur.
- Mezclar durante 30 - 40 segundos o hasta que quede suave.
- Vierta en 2 vasos y sirva.

Batido de Tarta de Arándanos

Tiempo de preparación: 5 minutos

Tiempo de cocción: 0 minutos

Cantidad de porciones: 1

Ingredientes:

- ¼ de cucharadita de canela molida
- ¼ de cucharadita de ralladura de limón
- ¾ taza de arándanos congelados
- ¼ de taza de leche de coco
- ½ cucharadita de colágeno en polvo
- Agua, según sea necesario

Instrucciones:

1. Agregue los arándanos, la leche de coco y la ralladura de limón en una licuadora.

2. Mezclar durante 30 - 40 segundos o hasta que quede suave.

3. Agregue agua si es necesario y colágeno en polvo. Mezcle durante 4 a 5 segundos.

4. Verter en un vaso y servir.

Batido de Bayas y Té Verde

Tiempo de preparación: 60 minutos

Tiempo de cocción: 0 minutos

Cantidad de porciones: 3 – 4

Ingredientes:

- ½ taza de fresas
- ½ taza de arándanos
- ½ taza de frambuesas
- ½ taza de moras
- 2 plátanos, en rodajas, congelados
- 1 taza de té verde elaborado
- 2 cucharaditas de jugo de limón

- 1 taza de yogur griego

Instrucciones:

- Siga las instrucciones del paquete y prepare el té verde. Deje enfriar durante 50 a 60 minutos.
- Vierta el té verde en una licuadora. Agregue todas las bayas, plátano y yogur y mezcle hasta que quede suave.
- Agregue el jugo de limón.
- Vierta en 3 - 4 vasos y sirva.

Batido de Piña y Té Verde Matcha

Tiempo de preparación: 5 minutos

Tiempo de cocción: 0 minutos

Cantidad de porciones: 2

Ingredientes:

- 2 plátanos en rodajas
- 2 tazas de col rizada picada
- 2 tazas de piña picada
- 1 cucharadita de té verde matcha en polvo
- Jugo de limón al gusto
- 1 taza de leche de soya
- Cubitos de hielo, según sea necesario

Instrucciones:

- Agregue plátano, col rizada, piña, leche de soya y cubitos de hielo en una licuadora y mezcle hasta que quede suave.
- Agregue el jugo de limón y el polvo de té verde matcha justo antes de servir. Si está usando piña fresca, consúmalo de inmediato. Dejarlo para más tarde lo volverá amargo.
- Vierta en 2 vasos y sirva.

Batido de Té Verde de Naranja y Mango

Tiempo de preparación: 10 minutos

Tiempo de cocción: 0 minutos

Cantidad de porciones: 1

Ingredientes:

- ½ taza de jugo de naranja natural
- 1 plátano pequeño, en rodajas, congelado
- ½ taza de trozos de mango congelados
- 1 1 cucharada de té verde matcha en polvo

Instrucciones:

- Agregue jugo de naranja, plátano, mango y té verde en polvo en una licuadora y mezcle hasta que quede suave.
- Verter en un vaso y servir.

Batido de Perejil, Piña y Plátano

Tiempo de preparación: 10 minutos

Tiempo de cocción: 0 minutos

Cantidad de porciones: 2

Ingredientes:

- 2 plátanos en rodajas
- 1 taza de perejil empacado
- 2 tazas de piña picada
- cucharaditas de harina de linaza o semillas de chía (opcional)
- ¼ de taza de nueces picadas
- Cubitos de hielo, según sea necesario

Instrucciones:

- Agregue plátanos, perejil, piña, harina de linaza o semillas de chía si las usa, nueces y cubitos de hielo en una licuadora.
- Mezcle durante 30 - 40 segundos o hasta que quede suave. Si está usando piña fresca, consúmalo de inmediato. Dejarlo para más tarde lo volverá amargo.
- Vierta en 2 vasos y sirva.

Leche con Aceite de Coco

Tiempo de preparación: 3 minutes

Tiempo de cocción: 0 minutes

Cantidad de porciones: 2

Ingredientes:

- 4 cucharadas de leche de soya y vainilla o cualquier otra leche de su elección
- Stevia al gusto
- 4 cucharadas de aceite de coco
- 2 tazas de café preparado

Instrucciones:

- Agregue café, aceite de coco, leche y stevia en una licuadora.
- Licue hasta que esté bien mezclado y espumoso. Puede tardar un par de minutos. También puede hacerlo en un vaporizador.
- Vierta en tazas y sirva.

Matcha Latte

Tiempo de preparación: 2 minutos

Tiempo de cocción: 2 minutos

Cantidad de porciones: 2

Ingredientes:

- 1 - 2 cucharaditas de té verde matcha en polvo
- ½ cucharadita de polvo de chaga (opcional)
- cucharadas de aceite de coco virgen orgánico
- 1 taza de agua filtrada caliente
- 1 taza de leche de coco, fría o calentada
- ½ cucharadita de cúrcuma en polvo

Instrucciones:

- Agregue el polvo de Matcha, el polvo de cúrcuma y el polvo de chaga si lo usa, en un tazón pequeño. Agregue un poco de agua caliente y mezcle hasta obtener una pasta suave.
- Agregue aceite de coco y mezcle hasta que esté bien combinado.
- Vierta en una licuadora o vaporizador. Agregue la leche de coco y licue hasta que quede cremoso.
- Vierta en tazas y sirva

Latte de Cúrcuma Dorado

Tiempo de preparación: 3 minutos

Tiempo de cocción: 3 minutos

Cantidad de porciones: 1

Ingredientes:

- 1 ½ taza de leche de coco
- ½ cucharadita de canela molida
- Una pizca de pimienta negra
- Una pizca de pimienta de cayena
- ½ cucharadita de cúrcuma en polvo
- ½ cucharadita de miel cruda
- 2 rodajas de jengibre fresco pelado

Instrucciones:

- Licue la leche, la miel, el jengibre y todas las especias en una licuadora hasta que quede suave.
- Transfiera a una cacerola. Coloque la cacerola a fuego medio y caliente durante unos 3 minutos, hasta que esté caliente, asegurándose de no hervir.
- Vierta en una taza y sirva.

Chocolate Caliente con Aceite de Coco

Tiempo de preparación: 3 minutos

Tiempo de cocción: 5 minutos

Cantidad de porciones: 2

Ingredientes:

- 1 taza de leche de coco entera
- 1 taza de agua filtrada
- 4 cucharadas de mantequilla de ganado alimentado con pasto, sin sal
- 4 cucharadas de cacao en polvo crudo o cacao en polvo
- ½ cucharadita de canela molida o al gusto
- 2 cucharadas de aceite de coco
- ½ cucharadita de extracto de vainilla

Instrucciones:

- Agregue agua y leche de coco en una cacerola. Coloque la cacerola a fuego medio.
- Cuando la mezcla hierva, apague el fuego.
- Transfiera la mezcla a una licuadora o vaporizador. Agregue la mantequilla, el cacao, la canela, el aceite y la vainilla y mezcle hasta que quede suave y espumoso.
- Vierta en tazas y sirva.

Té Verde Helado de Melocotón

Tiempo de preparación: 5 minutos

Tiempo de cocción: 15 minutos

Cantidad de porciones: 2

Ingredientes:

- 1 cucharada de té verde de hojas sueltas
- 1 ½ duraznos frescos, sin hueso, en rodajas + extra para servir
- ½ taza de jugo de manzana
- 3 tazas de agua

Instrucciones:

- Vierta ½ taza de agua y jugo de manzana en una cacerola. Agregue rodajas de durazno y coloque la cacerola a fuego medio.
- Cuando empiece a hervir, baje el fuego y cocine a fuego lento durante 10 a 12 minutos. Mezcle de vez en cuando. Triture el durazno mientras se cocina. Retire del fuego y deje enfriar.
- Vierta la mezcla a través de un colador de malla de alambre fino colocado sobre un bol y deseche los sólidos.
- Vierta el agua restante en una olla y hierva el agua. Apague el fuego.
- Coloque las hojas de té verde en un infusor, remoje el té verde en él.
- Combine la mezcla de té verde y melocotón en una jarra y colóquela en el refrigerador por un par de horas hasta que esté muy fría.
- Llene los vasos con hielo picado. Vierta té helado en él. Adorne con rodajas de durazno y sirva.

Capítulo 4: Desayuno

Huevos Revueltos Divinidad Verde

Tiempo de preparación: 10 minutos

Tiempo de cocción: 10 minutos

Cantidad de porciones: 2

Ingredientes:

- ½ cucharada de aceite de oliva extra virgen
- Sal al gusto
- 2 cucharadas de cebollino fresco en rodajas finas
- Pimienta recién molida al gusto
- 1 cucharada de crema agria
- 3 tazas de col rizada tierna
- 4 huevos grandes
- ½ cucharada de estragón fresco picado
- 1 cucharada de mantequilla sin sal

Instrucciones:

- Coloque una sartén a fuego medio-alto. Agregue aceite y deje calentar. Una vez que el aceite esté caliente, agregue la col rizada y un poco de sal y cocine hasta que se marchite.
- Coloque la col rizada en un plato.

- Agregue los huevos, la sal y la pimienta en un tazón y bata hasta que esté espumoso. Agregue las cebolletas y el estragón y mezcle bien.
- Agregue mantequilla en la sartén. Una vez que la mantequilla se derrita, vierta la mezcla de huevo y continúe mezclando hasta que los huevos comiencen a cocinarse.
- Agregue la col rizada y mezcle bien. Continúe mezclando hasta que los huevos estén blandos. Apague el fuego.
- Agregue la crema agria y mezcle suavemente.
- Sirva de inmediato.

Huevos Revueltos con Champiñones

Tiempo de preparación: 10 minutos

Tiempo de cocción: 10 minutos

Cantidad de porciones: 4

Ingredientes:

- 8 huevos
- 4 cucharaditas de curry suave en polvo
- 4 cucharaditas de aceite de oliva extra virgen
- 4 tazas de champiñones en rodajas finas
- 4 cucharaditas de cúrcuma en polvo
- Mezcla de semillas, para decorar
- 4 - 6 hojas de col rizada, descarte los tallos duros y las costillas, picadas
- 2 chiles ojo de pájaro, en rodajas finas

Instrucciones:

- o Para preparar pasta de especias: Combine agua, cúrcuma en polvo, sal y curry en polvo en un tazón.
- Coloque una sartén a fuego medio. Agregar el aceite. Una vez que el aceite esté caliente, agregue el chile ojo de pájaro y los champiñones y cocine por un par de minutos.
- Agregue la col rizada y cocine hasta que la col se marchite.
- Agregue la pasta de especias y los huevos. Revuelva constantemente y cocine hasta que los huevos estén blandos.

- Agregue el perejil.
- Sirva caliente.

Revuelto de Tofu con Col Rizada y Camote

Tiempo de preparación: 10 minutos

Tiempo de cocción: 10 - 12 minutos

Cantidad de porciones: 4

Ingredientes:

- 2 camotes pequeños, lavados y picados en cubos de ½ pulgada
- 1 cebolla morada pequeña, picada
- ½ cucharadita de ajo en polvo
- 1 cucharadita de sal
- 4 tazas de col rizada
- Sal al gusto
- 2 cucharadas de aceite de olive
- 2 paquetes (14 onzas cada uno) de tofu extra firme, escurrido y desmenuzado
- 2 cucharaditas de comino molido
- ½ cucharadita de cúrcuma en polvo
- Pimienta al gusto

Instrucciones:

1. Coloque una sartén grande a fuego medio-alto. Agregue los camotes y vierta suficiente agua para cubrirlos.

2. Cuando comience a hervir, baje el fuego a fuego medio y cocine por 3 minutos. Escurra el agua de la sartén.

3. Agregue aceite y cebolla a la sartén.

4. Aumente el fuego a fuego medio-alto. Cocine durante 5 a 6 minutos.

5. Agregue el tofu, las especias y la sal. Cocinar bien.

6. Agregue la col rizada. Cocine tapado a fuego lento hasta que la col rizada se marchite.

7. Sirva caliente.

Panqueques de Plátano y Arándanos con Compota de Manzana en Trozos

Tiempo de preparación: 10 minutos

Tiempo de cocción: 3 - 4 minutos por panqueque

Cantidad de porciones: 3 - 4

Ingredientes:

Para los panqueques:

- 3 plátanos, en rodajas
- 2.6 onzas de hojuelas de avena
- 1/8 de cucharadita de sal
- 3 huevos
- 1 cucharadita de polvo para hornear
- 4,4 onzas de arándanos
- Mantequilla, para freír

Para la compota de manzana:

- 1 manzana, pelada, sin corazón y picada en trozos
- ½ cucharada de jugo de limón
- Una pizca de sal
- 2-3 dátiles, sin hueso
- Una pizca grande de canela molida

Instrucciones:

- Para preparar los panqueques: agregue la avena en una licuadora y mezcle hasta obtener un polvo fino.
- Agregue el polvo para hornear, los huevos, el plátano y la sal y mezcle hasta que quede suave.
- Vierta en un bol. Agregue los arándanos y e incorpórelos suavemente. Cubra y deje reposar por 10 minutos.
- Coloque una sartén antiadherente a fuego medio-alto. Agregue un poco de mantequilla y permita que se derrita. Gire la sartén para untar la mantequilla.

- Vierta aproximadamente ¼ de taza de la masa en la sartén. Pronto se verán burbujas en la parte superior del panqueque.
- Una vez que el lado inferior esté dorado, dé la vuelta al panqueque y cocine el otro lado. Coloque el panqueque en un plato y sírvelo con compota de manzana.
- Repita los pasos 4 a 6 y prepare los otros panqueques de manera similar.
- Para preparar compota de manzana: Agregue manzanas, agua, sal, dátiles, canela y jugo de limón y mezcle hasta que estén bien combinado y espeso.

Panqueques de Alforfón con Chispas de Chocolate y Fresa

Tiempo de preparación: 5 minutos

Tiempo de cocción: 6 – 8 minutos por panqueque

Cantidad de porciones: 8

Ingredientes:

- 2 tazas de harina de trigo sarraceno
- 2 cucharaditas de polvo para hornear
- ½ cucharadita de sal kosher
- 4 cucharadas de aceite de oliva extra virgen
- 2 huevos grandes
- ½ taza de chispas de chocolate amargo sin lácteos
- 4 cucharadas de azúcar de coco
- 2 cucharaditas de canela molida
- 1 ½ tazas de leche de anacardo o leche de soja o leche de almendras, sin azúcar
- 2 cucharadas de extracto de vainilla
- 1 taza de fresas picadas

  Para coberturas opcionales:

- Fresas picadas
- Miel de maple
- Chispas de chocolate

- Semillas de lino molidas o corazones de cáñamo o cualquier otro aderezo de su elección

Instrucciones:

- Rocíe un poco de aceite de oliva en aerosol para cocinar en una sartén y colóquelo a fuego medio.
- Mientras tanto, agregue la harina, el polvo para hornear, la sal, el azúcar y la canela en un tazón y mezcle hasta que estén bien combinados.
- Agregue los huevos, el aceite de vainilla y la leche en otro tazón y bata hasta que estén bien combinados.
- Vierta la mezcla de huevo en el tazón de ingredientes secos y mezcle hasta que se incorporen, asegurándose de no mezclar demasiado.
- Agregue las chispas de chocolate y las fresas e incorpore suavemente.
- Vierta aproximadamente ½ taza de masa en la sartén y extiéndala en un círculo con una espátula, de aproximadamente 5 pulgadas de diámetro.
- Pronto se verán burbujas en la parte superior del panqueque.
- Una vez que el lado inferior esté dorado, dé la vuelta al panqueque y cocine el otro lado. Coloque el panqueque en un plato y manténgalo caliente.
- Repita los pasos 6 a 8 y prepare los otros panqueques de manera similar.

Panqueques de manzana con Compota de Grosella Negra

Tiempo de preparación: 10 minutos

Tiempo de cocción: 3 - 4 minutos por panqueque

Cantidad de porciones: 8

Ingredientes:

- 5.2 onzas de avena
- 2 cucharaditas de polvo para hornear
- ¼ de cucharadita de sal

- 20 onzas de leche semidesnatada
- 4 cucharaditas de aceite de oliva ligero
- 8.8 onzas de harina común
- 4 cucharadas de azúcar en polvo
- 4 manzanas, peladas, sin corazón y en cubos
- 4 claras de huevo

Para la compota de grosella negra:

- 8.4 onzas de grosellas negras, descarte los tallos
- 6 cucharadas de agua
- 4 cucharadas de azúcar en polvo

Instrucciones:

1. Para preparar la compota de grosellas negras: Mezcle el azúcar, las grosellas negras y el agua en una sartén y coloque la sartén a fuego medio.

2. Cocine a fuego lento, durante aproximadamente 10 minutos.

3. Combine la avena, el polvo para hornear, la sal, la harina y el azúcar en polvo en un tazón.

4. Agregue la manzana y revuelva. Agregue la leche, aproximadamente 1 onza a la vez y mezcle bien cada vez.

5. Una vez que se haya agregado toda la leche, batir hasta que quede suave y sin grumos.

6. Batir las claras de huevo hasta que se formen picos rígidos. Agregue claras de huevo a la masa e incorpore suavemente.

7. Coloque una sartén antiadherente a fuego medio-alto. Agregue una cucharadita de aceite y permita que se caliente. Gire la sartén para esparcir el aceite.

8. Vierta aproximadamente 1/8 de la masa en la sartén. Cuando la parte de abajo esté dorada, dar la vuelta al panqueque y cocinar el otro lado. Coloque el panqueque en un plato y manténgalo caliente.

9. Repita los pasos 7 a 8 y prepare los panqueques restantes de manera similar.

10. Sirva los panqueques con compota de grosellas negras.

Panqueque de Crema de Chocolate

Tiempo de preparación: 10 minutos

Tiempo de cocción: 4 – 5 minutos por panqueque

Cantidad de porciones: 2

Ingredientes:

Para los panqueques:

- 2.1 onzas de harina de trigo sarraceno
- 2 cucharadas de semillas de lino molidas
- ½ cucharadita de polvo para hornear
- 2.1 onzas de proteína de guisante en polvo
- 2 a 4 cucharadas de vinagre de sidra de manzana
- Stevia al gusto
- 1 cucharadita de aceite de oliva y más si es necesario
- 1 taza de frijoles cannellini

Para la crema de chocolate:

- 2 cucharadas de aceite de semilla de lino
- 2 cucharadas de cacao en polvo
- 2 cucharadas de néctar de agave

Instrucciones:

1. Agregue harina de trigo sarraceno, proteína de guisantes, semillas de lino, vinagre, polvo de hornear, stevia, frijoles cannellini y ½ taza de agua en el tazón del procesador de alimentos. Procese hasta que quede suave y bien combinado.

2. Vierta la masa en un bol. Deje reposar la masa durante 5 minutos.

3. Coloque una sartén antiadherente a fuego medio. Agregar el aceite. Cuando el aceite esté caliente, vierta aproximadamente la mitad de la mezcla de panqueques en la sartén. Extienda la masa si es muy espesa. Pronto se verán burbujas en la parte superior.

4. Cuando la parte inferior esté dorada, dé la vuelta al panqueque y cocine el otro lado.

5. Repita los pasos 3 a 4 y haga el otro panqueque.

6. Para preparar la crema de chocolate: Mezcle el aceite de linaza, el cacao y el néctar de agave en un bol.

7. Sirva los panqueques calientes con la crema de chocolate y frutas de su elección.

Shakshuka

Tiempo de preparación: 10 – 12 minutos

Tiempo de cocción: 25 minutos

Cantidad de porciones: 4

Ingredientes:

- 2 cucharaditas de aceite de oliva extra virgen
- 2 dientes de ajo, pelados y finamente picados
- 2 chiles ojo de pájaro, finamente picados
- 2 cucharaditas de cúrcuma en polvo
- Pimienta al gusto
- 2 latas (14.1 onzas cada una) de tomates picados
- 2 cucharadas de perejil picado
- 3 onzas (aproximadamente 1 mediana) de cebolla morada, finamente picada
- ½ tallo de apio, finamente picado
- 2 cucharaditas de comino molido
- 2 cucharaditas de pimentón o al gusto
- 2.5 onzas de hojas de col rizada, picadas
- 4 huevos medianos
- Sal al gusto

Instrucciones:

- Coloque una sartén profunda a fuego medio-bajo. Agregue aceite y deja calentar. Una vez que el aceite esté caliente, agregue el ajo, la cebolla, el apio y todas las especias.
- Saltee durante un par de minutos. Agregue los tomates.

- Baje el fuego y cocine tapado durante aproximadamente 20 minutos. Mezcle de vez en cuando.
- Agregue la col rizada y cocine durante aproximadamente 5 minutos. Si la salsa está visiblemente seca, agregue un poco de agua.
- Haga 4 cavidades en la mezcla (lo suficientemente grandes como para que quepa un huevo), en diferentes lugares. Rompa un huevo en cada cavidad.
- Baje el fuego y cocine tapado hasta que las claras estén cocidas y las yemas un poco líquidas o como las prefiera.
- Sirva caliente.

Gachas de Dátiles y Nueces

Tiempo de preparación: 10 minutos

Tiempo de cocción: 10 minutos

Cantidad de porciones: 4

Ingredientes:

- 4 tazas de leche de su elección
- 5 onzas de hojuelas de trigo sarraceno
- 7 onzas de fresas, peladas
- 4 dátiles medjool, sin hueso y picados
- 4 cucharaditas de mantequilla de nueces u 8 mitades de nueces, picadas

Instrucciones:

- Agregue la leche y los dátiles en una cacerola. Coloque la cacerola a fuego medio.
- Cuando esté un poco caliente, agregue hojuelas de trigo sarraceno y mezcle.
- Mezcle con frecuencia hasta que la papilla esté espesa, según su gusto.
- Agregue la mantequilla de nueces y mezcle.
- Sirva en tazones cubiertos con fresas.

Avena Remojada Saludable con Té Verde Matcha

Tiempo de preparación: 5 minutos

Tiempo de cocción: 0 minutos

Cantidad de porciones: 2

Ingredientes:

- 1 taza de copos de avena tradicional
- Stevia al gusto
- 1 cucharadita de extracto de vainilla
- 1 cucharadita de té verde matcha en polvo
- 1 1/3 tazas de leche de almendras y vainilla sin azúcar + extra para servir
- 20 gotas de extracto de almendras

Instrucciones:

- Combine la avena, la stevia y el matcha en polvo en un tazón.
- Agregue la leche de almendras, el extracto de almendras y el extracto de vainilla y mezcle bien.
- Mantenga el recipiente cubierto con una envoltura de plástico y enfríe durante la noche.
- Mezcle y sirva en tazones con más leche y aderezos de su elección si lo desea.

Choco- Chip Granola

Tiempo de preparación: 5 – 8 minutos

Tiempo de cocción: 20 minutos

Cantidad de porciones: 4

Ingredientes:

- 3.5 onzas de avena
- 1 ½ cucharada de aceite de oliva ligero
- ½ cucharada de azúcar morena
- 2 - 3 cucharadas de nueces picadas
- 2 cucharaditas de mantequilla

- 1 cucharada de jarabe de malta de arroz
- 1 onza de chispas de chocolate amargo

Instrucciones:

- Prepare una bandeja para hornear forrándola con papel pergamino.
- Coloque la avena y las nueces en un tazón y mezcle bien.
- Agregue aceite, azúcar morena, mantequilla y jarabe de malta en una sartén antiadherente. Coloque la sartén a fuego medio-bajo y mezcle con frecuencia hasta que la mezcla esté tibia, se derrita y esté bien combinada. Apague el fuego antes de que hierva la mezcla.
- Transfiera la mezcla al tazón de avena y mezcle hasta que esté bien combinado.
- Extienda la mezcla en una bandeja para hornear forrada con papel pergamino.
- Hornear en un horno precalentado a 320° F hasta que se doren alrededor de los bordes, aproximadamente 20 minutos.
- Cuando esté horneado, retire la bandeja para hornear y déjelo enfriar completamente en la encimera.
- Romper en pedazos. Agregue las chispas de chocolate y mezcle bien. Transfiera a un recipiente hermético. Esto puede durar 2 semanas a temperatura ambiente.
- Sirva.

Tortilla de Salmón Ahumado

Tiempo de preparación: 10 minutos

Tiempo de cocción: 5 minutos

Cantidad de porciones: 2

Ingredientes:

- 4 huevos medianos
- 1 cucharadita de alcaparras
- 2 cucharaditas de perejil picado
- 7 onzas de salmón ahumado, en rodajas
- Un puñado de rúcula picada

- 2 cucharaditas de aceite de oliva extra virgen
- Sal y pimienta al gusto

Instrucciones:

1. Batir los huevos en un tazón hasta que estén suaves y espumosos.

2. Agregue las alcaparras, el salmón, la sal, la pimienta, el perejil y la rúcula.

3. Coloque una sartén antiadherente a fuego medio. Agregue una cucharadita de aceite. Una vez que el aceite esté caliente, vierta la mitad de la mezcla de huevo. Gire la sartén para esparcir la mezcla de huevo.

4. Cocine a fuego lento hasta que cuaje la tortilla.

5. Coloque la tortilla en un plato y sirva.

6. Repita los pasos 3 a 5 y prepare la siguiente tortilla.

Superalimento Muesli de Trigo Sarraceno

Tiempo de preparación: 10 minutos

Tiempo de cocción: 0 minutos

Cantidad de porciones: 2

Ingredientes:

- 1.4 onzas de hojuelas de trigo sarraceno
- 1 onza de hojuelas de coco o coco desecado
- 1 onza de nueces, picadas
- 7 onzas de fresas picadas
- Hojaldre de alforfón de 0,7 onzas
- 8 dátiles medjool, sin hueso y picados
- 0,7 onzas de semillas de cacao
- 7 onzas de yogur griego natural

Instrucciones:

1. Agregue las hojuelas de coco, nueces, fresas, dátiles, semillas de cacao, yogur, hojuelas de trigo sarraceno y hojaldre de trigo sarraceno en un tazón y mezcle.

2. Dividir en 2 tazones y servir.

Bol de Cereales

Tiempo de preparación: 10 minutos

Tiempo de cocción: 5 minutos

Cantidad de porciones: 4

Ingredientes:

- 2 cucharadas de aceite de oliva extra virgen + extra para rociar
- 2 manojos de col rizada, descartar los tallos duros y el centro, picados
- 4 tazas sobrantes de trigo sarraceno cocido o quinoa o arroz integral o cualquier otro grano favorito de su elección
- 2 tomates, picados
- 2 dientes de ajo, pelados y finamente picados
- Pimienta al gusto
- 1 aguacate, pelado, sin hueso y en cubos
- Sal al gusto
-

Instrucciones:

- Coloque una sartén antiadherente grande a fuego medio. Agregar el aceite. Cuando el aceite esté caliente, agregue el ajo y revuelva constantemente hasta que esté dorado.
- Agregue la col rizada, la sal y la pimienta y cocine hasta que se marchite.
- Tome 4 tazones y agregue una taza de granos cocidos en cada uno.
- Divida la mezcla de col rizada, el aguacate y los tomates en partes iguales entre los tazones y sirva.

Buckwheat and Eggs

Tiempo de preparación: 5 minutos

Tiempo de cocción: 10 minutos

Cantidad de porciones: 2

Ingredientes:

- ½ taza de granos de trigo sarraceno
- 4 cucharadas de aceite de oliva extra virgen
- ½ taza de perejil fresco, finamente picado
- Sal al gusto
- 4 huevos
- 4 cebolletas, finamente picadas
- 2 cucharadas de yogur natural
- Pimienta al gusto

Instrucciones:

- Siga las instrucciones del paquete y cocine los granos de trigo sarraceno.
- Coloque una sartén a fuego medio. Agregar el aceite. Cuando el aceite esté caliente, agregue las cebolletas y saltee por un minuto.
- Agregue el trigo sarraceno, los huevos y el perejil y saltee hasta que los huevos estén cocidos según su preferencia.
- Agregue sal y pimienta al gusto y mezcle.
- Dividir en 2 tazones. Coloque una cucharada de yogur en cada uno y sirva.

Sándwich de Tempeh

Tiempo de preparación: 10 minutos

Tiempo de cocción: 10 – 12 minutos

Cantidad de porciones: 1

Ingredientes:

- 1 ½ cucharada de salsa de soya o tamari
- ½ cucharada de vinagre de sidra de manzana
- ½ cucharadita de pimentón ahumado
- ½ paquete (de un paquete de 8 onzas) de tempeh, cortado en rodajas finas
- 1 muffin inglés, dividido
- 1 puñado de espinacas tiernas
- Mostaza de Dijon al gusto

- ¾ cucharada de sirope de arce
- 2 dientes de ajo pequeños, picados
- Pimienta al gusto
- ½ cucharada de aceite de oliva
- ¼ de aguacate, pelado, sin hueso y en rodajas
- Sal al gusto

Instrucciones:

1. Combine vinagre, jarabe de arce, salsa de soya, ajo, pimienta y pimentón en un tazón pequeño.

2. Coloque una sartén a fuego medio. Agregar el aceite. Cuando el aceite esté caliente, coloque el tempeh en la sartén, sin superponer, y cocine hasta que la parte inferior esté dorada. Voltear los lados de las rodajas de tempeh y cocina el otro lado hasta que se doren.

3. Agregue la mezcla de salsa y mezcle hasta que esté bien cubierto. Cocine hasta que se seque. Voltear el tempeh un par de veces mientras cocina.

4. Tostar las rebanadas de muffin hasta obtener el crujiente deseado.

5. Unte un poco de kétchup y mostaza Dijon sobre la parte cortada del muffin inglés.

6. Coloque las rodajas de tempeh en la mitad inferior del muffin. Cubra con rodajas de aguacate y espinacas tiernas.

7. Cubra con la mitad superior del muffin inglés y sirva.

Capítulo 5: Sopas

Sopa de Verduras y Granos

Tiempo de preparación: 20 minutos

Tiempo de cocción: 45 minutos

Cantidad de porciones: 2 - 3

Ingredientes:

- ½ taza de granos integrales de su elección como bayas de trigo, arroz integral, cebada, etc., bien enjuagados
- 5 onzas de col rizada, picada (hojas y tallos, pero conservarlos por separado)
- 1 diente de ajo, pelado y picado
- Pimienta recién molida al gusto
- ½ cucharada de aceite de oliva extra virgen + extra para rociar
- 3 tazas de caldo de verduras o caldo de pollo
- Sal al gusto

Instrucciones:

- Coloque los granos en una cacerola. Vierta suficiente agua para cubrir los granos. Coloque la cacerola a fuego medio.
- Cuando empiece a hervir, baje el fuego y cocine tapado, hasta que los granos estén cocidos.

- Escurrir en un colador.
- Coloque una olla para sopa a fuego medio-alto. Agregar aceite y calentar.
- Una vez que el aceite esté caliente, agregue los tallos de col rizada y saltee hasta que estén tiernos.
- Agregue el ajo y cocine por unos segundos hasta que esté fragante.
- Vierta el caldo y raspe el fondo de la olla para desglasar. Agregue los granos. Cuando la sopa hierva, agregue las hojas de col rizada y cocine hasta que la col se marchite. Añadir sal y pimienta al gusto.
- Sirva en tazones de sopa, rociados con un poco de aceite de oliva por encima.

Sopa de Verduras de Invierno con Calabaza y Coliflor

Tiempo de preparación: 20 minutos

Tiempo de cocción: 20 – 25 minutos

Cantidad de porciones: 8

Ingredientes:

- cucharaditas de aceite de oliva
- dientes de ajo picados
- 2 tallos de apio, en rodajas finas
- 2 cebollas medianas, picadas
- 1 libra de coliflor, cortada en floretes
- 1 ½ libras de calabaza, pelada, sin semillas y en cubos
- 2 zanahorias medianas, cortadas en medias lunas delgadas
- 1 cucharadita de tomillo seco
- ½ cucharadita de hojuelas de chile
- Sal al gusto
- 2 cucharadas de pasta de tomate
- 3 ½ tazas de caldo de verduras
- 4 hojas de laurel
- 3 ½ tazas de agua
- Pimienta al gusto
- ½ taza de perejil fresco picado

Instrucciones:

- Coloque una olla para sopa a fuego medio.
- Agregue aceite. Cuando el aceite esté caliente, agregue las cebollas y saltee hasta que estén rosadas.
- Agregue las zanahorias, el apio, el ajo, las hojuelas de chile, la sal y el tomillo. Sofría hasta que las verduras estén ligeramente blandas.
- Agregue la pasta de tomate y cocine por un minuto, mezclando constantemente.
- Agregue la calabaza, las hojas de laurel, la coliflor y el caldo. Permitir que hierva.
- Baje el fuego y cubra la olla parcialmente con una tapa. Cocine hasta que las verduras estén tiernas.
- Retire la olla del fuego y déjela enfriar durante aproximadamente 10 minutos. Agregue aproximadamente 4 tazas de sopa en una licuadora. Mezclar hasta que esté suave.
- Vierta la sopa mezclada en la olla. Caliente si lo desea.
- Agregue el perejil y mezcle.
- Sirva en tazones de sopa y sirva.

Sopa de Judías y Farro

Tiempo de preparación: 20 minutos

Tiempo de cocción: 45 minutos

Cantidad de porciones: 4

Ingredientes:

- ½ taza de farro, bien enjuagado
- 1 cebolla morada picada
- 5 onzas de col rizada, picada (hojas y tallos, pero conservarlos por separado)
- 5 onzas de acelgas, picadas (hojas y tallos, pero conservarlos por separado)
- 1 diente de ajo, pelado y picado
- 1 pulgada de jengibre fresco, pelado y picado
- Pimienta recién molida al gusto

- ½ cucharada de aceite de oliva extra virgen + extra para rociar
- 4 tazas de caldo de verduras
- Sal al gusto
- 1 cucharadita de condimento italiano
- ½ taza de perejil picado
- 1 lata (15 onzas) de frijoles blancos, escurridos y enjuagados

Instrucciones:

- Coloque el farro en una cacerola. Vierta suficiente agua para cubrir el farro. Coloque la cacerola a fuego medio.
- Cuando empiece a hervir, baje el fuego y cocine tapado, hasta que el farro esté tierno.
- Escurrir en un colador.
- Coloque una olla para sopa a fuego medio-alto. Agregar el aceite y calentar.
- Una vez que el aceite esté caliente, agregue la cebolla y cocine hasta que esté transparente. Agregue los tallos de acelga y la col rizada y saltee hasta que estén tiernos.
- Agregue el jengibre y el ajo y cocine por unos segundos hasta que estén fragantes.
- Vierta el caldo y raspe el fondo de la olla para desglasar. Agregue el farro cocido y los frijoles. Cuando la sopa hierva, agregue las acelgas y las hojas de col rizada y cocine hasta que las hojas se marchiten. Agregue sal y pimienta al gusto.
- Sirva en tazones de sopa. Servir rociados con un poco de aceite de oliva por encima.

Sopa Verde de Brócoli y Col Rizada

Tiempo de preparación: 15 minutos

Tiempo de cocción: 20 minutos

Cantidad de porciones: 4

Ingredientes:

- 4 tazas de agua hirviendo
- 2 cucharadas de caldo en polvo
- 4 dientes de ajo, pelados y en rodajas
- 1 cucharadita de cilantro molido
- 1 libra de calabacín, en rodajas
- 1 manojo de col rizada, picada, descarte los tallos duros y el centro
- 1 taza de perejil picado + algunas hojas enteras para decorar
- 2 cucharadas de aceite de oliva
- 2 pulgadas de jengibre fresco, pelado y en rodajas
- 2 pulgadas de cúrcuma fresca, pelada, rallada o use 1 cucharadita de cúrcuma en polvo
- 1 brócoli de cabeza pequeña, cortado en floretes
- Jugo de 2 limas
- Pimienta al gusto
- Ralladura de lima
- Sal rosa del Himalaya al gusto

Instrucciones:

- Para preparar el caldo: Combine agua hirviendo y caldo en una cacerola. Dejar de lado.
- Coloque una olla para sopa a fuego medio. Agregar el aceite. Una vez que el aceite se haya calentado, agregue el jengibre y el ajo y saltee durante 30 a 40 segundos. Agregue la cúrcuma en polvo, la sal y el cilantro y revuelva durante otros 8 a 10 segundos.
- Agregue un poco de agua y mezcle bien. Agregue los calabacines y mezcle hasta que las rodajas estén bien cubiertas con la mezcla de especias. Cocine durante aproximadamente 2-3 minutos.
- Vierta el caldo y cocine por un par de minutos.
- Agregue el brócoli, el jugo de lima y la col rizada. Cocine hasta que la col rizada y el brócoli se tornen de color verde brillante y ligeramente tiernos. Retire la olla del fuego y agregue el perejil.

- Transfiera a una licuadora y mezcle hasta que esté hecho puré.
- Sirva en tazones de sopa. Espolvoree la ralladura de lima y las hojas de perejil encima y sirva.

Sopa de Miso Ramen con Fideos de Trigo Sarraceno

Tiempo de preparación: 20 – 25 minutos

Tiempo de cocción: 7 – 8 horas

Cantidad de porciones: 8

Ingredientes:

Para el caldo de hueso:

- libras de huesos de res o restos de pollo o de cordero
- 2 cebollas o puerros o zanahorias o apio, picados en trozos
- 4 hojas de laurel
- 3-4 cucharadas de vinagre de sidra de manzana
- 2 cucharadas de pimienta negra en grano

Para los fideos y verduras:

- 24 onzas de fideos de trigo sarraceno
- 8 cabezas de Bok Choy, recortado, en rodajas finas
- 2 zanahorias, cortadas en palitos
- Raíz de jengibre fresco de 4 pulgadas, pelada y rallada
- 8 cucharadas de jugo de lima
- 3 - 4 cucharaditas de salsa de soya o tamari
- 2 cucharadas de aceite de oliva extra virgen
- 4 onzas de champiñones mixtos, en rodajas
- 1 col roja pequeña, en rodajas finas
- 12 cebolletas, finamente cortadas en diagonal
- 4 cucharadas de pasta de miso
- 1 taza de cilantro fresco picado

Instrucciones:

- Para preparar el caldo: Agregue huesos, cebollas, hojas de laurel, vinagre de sidra de manzana y granos de pimienta en una olla grande. Cubra con suficiente agua, de modo que el nivel del agua esté aproximadamente a 3 pulgadas por encima de los huesos.
- Coloque la olla a fuego alto. Cuando llegue a hervir, baje el fuego y cocine tapado, durante 6 horas si usa pollo o aproximadamente 12 horas si usa huesos de res o de cordero.
- Elimine cualquier residuo que flote en la parte superior, periódicamente.
- Coloque un colador sobre un frasco y cuele el caldo. El caldo está listo para usar.
- Para preparar los fideos: Siga las instrucciones del paquete y cocine los fideos de trigo sarraceno.
- Rocíe aceite sobre los fideos colados y enjuagados. Mezcle bien.
- Vierta 8 tazas de caldo en la olla. Guarde el caldo restante en el refrigerador y utilícelo en alguna otra receta. Si su caldo está caliente, continúe con el siguiente paso; de lo contrario, caliente el caldo.
- Agregue jengibre, jugo de limón, tamari, miso y cebolletas en la olla y mezcle bien.
- Coloque cantidades iguales de Bok Choy, zanahorias, champiñones y col roja en 8 platos hondos.
- Vierta una taza de caldo en cada taza. Divida los fideos entre los tazones.
- Decore con cilantro y sirva.

Sopa de Fresa y Melón con Menta

Tiempo de preparación: 15 minutos

Tiempo de cocción: 0 minutos

Cantidad de porciones: 4

Ingredientes:

- 2 ½ tazas de melón maduro, pelado, sin semillas y en cubos
- 2/3 taza de jugo de naranja natural
- 1 ½ cucharada de jugo de lima o limón fresco
- ½ taza de fresas maduras, peladas
- ¼ de taza de vino tinto seco
- 10-12 hojas de menta fresca
- Stevia al gusto (opcional)

Para servir:

- Fresas en rodajas
- Hojas de menta

Instrucciones:

- Agregue el melón y las fresas en una licuadora y mezcle hasta que quede suave.
- Agregue jugo de naranja, vino y jugo de lima y mezcle hasta que quede suave. Transfiera a un bol.
- Agregue la menta. Mezclar bien. Agregue stevia si la usa. Mezclar.
- Cubra el tazón con papel film y refrigere durante 3-4 horas.
- Sirva en tazones de sopa. Adorne con fresas en rodajas y hojas de menta y sirva.

Sopa de Pasta Vegetariana

Tiempo de preparación: 15 minutos

Tiempo de cocción: 20 minutos

Cantidad de porciones: 3

Ingredientes:

- ½ cucharada de aceite de oliva extra virgen
- ¾ taza de champiñones blancos en rodajas
- 2 dientes de ajo, pelados y picados
- 2 tazas de caldo de verduras
- ½ lata (de una lata de 15 onzas) de salsa de tomate

- ½ cucharadita de sal kosher
- Pimiento rojo triturado al gusto
- Pimienta negra en polvo al gusto
- ½ cucharadita de albahaca seca
- 6 cucharadas de queso parmesano rallado
- ¼ de taza de cebollas rojas picadas
- 1 calabacín pequeño, cortado en cubitos
- 2 cucharadas de vino tinto seco
- ½ lata (de una lata de 14.5 onzas) tomates pequeños cortados en cubitos
- ½ cucharada de condimento italiano
- ¼ de cucharadita de sal de ajo
- 1 taza de fideos de trigo sarraceno
- Un puñado de perejil fresco, picado, para decorar

Instrucciones:

- Coloque una olla para sopa a fuego medio alto. Agregar el aceite. Cuando el aceite esté caliente, agregue la cebolla, el ajo y los champiñones y saltee durante 2-3 minutos.
- Agregue el calabacín y saltee durante un par de minutos. Agregue el vino y mezcle.
- Cuando la mezcla comience a hervir, agregue el caldo, la salsa de tomate, los tomates cortados en cubitos, la albahaca, la sal y las especias.
- Una vez que comience a hervir, baje el fuego a medio-bajo y agregue los fideos de trigo sarraceno. Cocine hasta que los fideos estén al dente. Retirar del fuego y agregar el queso parmesano. Retirar.
- Sirva en tazones de sopa. Adorne con perejil y sirva.

Caldo de Res (Sopa Mexicana de Res)

Tiempo de preparación: 20 minutos

Tiempo de cocción: 50 – 60 minutos

Cantidad de porciones: 4

Ingredientes:

- 1 libra de pierna de res con hueso
- 1 cucharadita de sal o al gusto
- ½ cebolla morada mediana, picada + extra finamente picada, para decorar
- 1 chile ojo de pájaro, en rodajas
- 2 tazas de agua
- 1 ½ taza de caldo de res
- 1 zanahoria mediana, pelada y picada en trozos grandes
- 1 papa pequeña, cortada en cuartos
- 1 chayote, pelado y cortado en trozos
- 1/8 taza de jalapeños en escabeche en rodajas
- ½ taza de cilantro fresco picado, dividido
- 2 rábanos, en cuartos + extra para servir
- ½ cucharada de aceite de oliva
- 1 cucharadita de pimienta negra o al gusto
- ½ lata (de una lata de 14.5 onzas) de tomates cortados en cubitos
- 1 mazorca de maíz, descascarada, cortada en tercios
- 1 repollo de cabeza pequeña, sin centro, cortado en gajos
- Jugo de lima al gusto

Instrucciones:

1. Pique la carne de los huesos de res (deje también un poco de carne sobre los huesos) en trozos de ½ pulgada.

2. Coloque una olla de sopa pesada o cualquier otra olla pesada como un horno holandés a fuego medio. Agregue aceite y agite la olla para que el aceite se extienda por todo el fondo de la misma.

3. Una vez que el aceite esté caliente, agregue la carne, los huesos, la sal y la pimienta y mezcle bien.

4. Una vez que se dore, agregue las cebollas picadas y cocine hasta que las cebollas estén ligeramente doradas, mezclando con frecuencia. Agregue los tomates y el caldo. El caldo debe cubrir los huesos y

estar al menos ½ pulgada por encima de los huesos. Si el caldo no cubre los huesos, vierta un poco de agua para mantenerlo cubierto.

5. Cuando empiece a hervir, baje el fuego y cubra la olla sin apretar con una tapa. Cocine a fuego lento hasta que la carne esté tierna.

6. Agregue el agua restante y continúe cocinando a fuego lento. Agrega las zanahorias, el chile ojo de pájaro, la mitad del cilantro, las papas, el chayote y el maíz. Cocine hasta que las papas y el chayote estén tiernos.

7. Agregue el repollo y cocine a fuego lento durante otros 10 minutos. Apague el fuego.

8. Sirva en tazones de sopa. Adorne con jalapeños, cebollas finamente picadas y el cilantro restante encima.

9. Vierta un poco de jugo de limón en cada tazón y cubra con rábanos.

Cioppino

Tiempo de preparación: 10 minutos

Tiempo de cocción: 45 minutos

Cantidad de porciones: 3 - 4

Ingredientes:

- 2 cucharadas de aceite de oliva extra virgen
- 1 cebolla morada picada
- ½ bulbo de hinojo, picado, reservar las hojas
- 1 diente de ajo, pelado y en rodajas finas
- ¼ de cucharadita de hojuelas de pimiento rojo
- Pimienta recién molida al gusto
- ½ cucharadita de orégano seco
- Sal al gusto
- ¾ taza de vino tinto seco
- 4 onzas de jugo de almeja embotellado

- ½ lata (de una lata de 28 onzas) de tomates triturados
- 1 taza de agua
- 1 tira de ralladura de naranja (aproximadamente una pulgada)
- 6 mejillones, lavados
- ½ libra de camarones, pelados y desvenados
- 6 almejas de cuello pequeño, lavadas
- ½ libra de fletán sin piel, cortado en trozos de 1 pulgada
- 1 hoja de laurel
- Un puñado de perejil fresco picado para servir

Para servir:

- 3-4 rodajas de limón
- Rebanadas de baguette

Instrucciones:

- Coloque una olla para sopa a fuego medio. Agregar el aceite. Cuando el aceite esté caliente, agregue la cebolla y el hinojo y cocine hasta que estén tiernos.
- Agregue el ajo, las hojuelas de pimiento rojo, el orégano, la sal y la pimienta. Cocine unos segundos hasta que tenga un agradable aroma.
- Agregue el vino y déjelo cocinar hasta que sea la mitad de su cantidad original. Desglasar la olla simultáneamente.
- Agregue los tomates, el agua, la ralladura de naranja, el jugo de almejas y la hoja de laurel.
- Cocine a fuego lento durante unos 12 a 15 minutos, mezcle de vez en cuando. Deseche la hoja de laurel y la tira de ralladura de naranja.
- Agregue las almejas y cocine a fuego lento durante 5 minutos, cubriendo mientras cocina.
- Ahora coloque los mejillones en una sola capa, seguidos de los camarones y finalmente el fletán. No mezclar.
- Mantenga la olla tapada y continúe cocinando por unos 5 minutos o hasta que la mayoría de las almejas y mejillones se abran. Deseche los que no estén abiertos.
- Agregue sal y pimienta al gusto y mezcle.

- Sirva en tazones de sopa. Adorne con hojas de hinojo y sirva con rodajas de pan tostado y rodajas de limón.

Verduras con Sopa de Albóndigas de Queso

Tiempo de preparación: 45 minutos

Tiempo de cocción: 20 minutos

Cantidad de porciones: 8

Ingredientes:

- 2 tazas de queso parmesano recién rallado, ligeramente empacado
- 1 ½ tazas de pan rallado fino y seco
- 8 huevos grandes, ligeramente batidos
- 4 cucharadas de aceite de oliva extra virgen
- 16 tazas de consomé o caldo de pollo bajo en sodio
- 2 tazas de queso Pecorino Romano recién rallado, ligeramente empacado + extra para servir
- Un puñado de perejil fresco de hoja plana, finamente picado
- 4 dientes de ajo, pelados y picados
- Pimienta recién molida al gusto
- 1 libra de achicoria roja, picada en trozos grandes
- Sal al gusto

Instrucciones:

- Prepare una bandeja para hornear forrándola con papel film.
- Agregue el queso parmesano y el queso pecorino en un tazón y mezcle bien.
- Agregue los huevos, el pan rallado, el perejil y 2 dientes de ajo picado y mezcla hasta obtener una masa suave.
- Prepare bolitas de la mezcla (aproximadamente ¾ de pulgada de diámetro) y colóquelas en la bandeja para hornear. Es posible que deba humedecer sus manos con un poco de agua para prepararlas.
- Coloque la bandeja para hornear en el refrigerador durante 30 minutos.

- Coloque una olla para sopa a fuego medio. Agregue aceite y caliente. Cuando el aceite esté caliente, agregue 2 dientes de ajo picados y cocine por unos segundos hasta que esté fragante.
- Agregue la achicoria y cocine hasta que esté ligeramente dorada.
- Vierta el caldo y deje hervir.
- Baje el fuego y agregue las albóndigas en la olla. Cocine a fuego lento durante unos minutos hasta que las albóndigas floten.
- Agregue sal y pimienta al gusto.
- Sirva en tazones de sopa. Adorne con pecorino y sirva.

Sopa de Apio, Lechuga, Guisantes y Pepino

Tiempo de preparación: 10 minutos

Tiempo de cocción: 30 minutos

Cantidad de porciones: 6- 8

Ingredientes:

- 3 cucharadas de mantequilla
- 2 cucharaditas de hojas frescas de tomillo, picadas
- 4 lechugas pequeñas, finamente picadas
- 1 pepino, cortado en cubitos
- 2 cebollas rojas, finamente picadas
- Pimienta recién molida al gusto
- 6 - 7 tazas de caldo de verduras
- 1 taza de guisantes
- 2 puñados pequeños de hojas de apio, picadas (mantenga las hojas y los tallos separados)

Para servir:

- Yogur espeso
- 4 a 5 cucharadas de crema agria

Instrucciones:

- Coloque una cacerola grande a fuego medio-bajo. Agrega la mantequilla y espera a que se derrita.
- Una vez que la mantequilla se derrita, agregue la cebolla, la sal y el tomillo y cocine hasta que la cebolla se torne rosada.
- Agregue los tallos de apio. Agregue el caldo después de aproximadamente 2 minutos y cocine durante aproximadamente 12 minutos.
- Agregue pepino, lechugas, guisantes y la mayor parte de las hojas de apio. Cocine por unos 5 minutos.
- Sirva en tazones de sopa. Vierta un poco de crema fresca y yogur encima. Cubra con hojas de apio y sirva.

Capítulo 6: Recetas para el Almuerzo

Súper Ensalada de Salmón

Tiempo de preparación: 10 minutos

Tiempo de cocción: 0 minutos

Cantidad de porciones: 2

Ingredientes:

- 3.5 onzas de rúcula
- 7 onzas de rodajas de salmón ahumado
- 3.5 onzas de hojas de achicoria
- 1 aguacate mediano, pelado, sin hueso y en rodajas
- 2 cucharadas de alcaparras
- 2 cucharadas de aceite de oliva extra virgen
- 1 puñado de perejil fresco picado
- 1 puñado de nueces picadas
- 2 dátiles medjool grandes, sin hueso y picados
- Jugo de ½ limón
- 1 manojo de hojas de lúpulo, picadas
- 1 cebolla morada mediana, picada
- 1 manojo de hojas de apio picadas

Instrucciones:

- Agregue todas las verduras en un tazón grande y mezcle bien.
- Agregue salmón, aguacate, alcaparras, nueces, dátiles y cebollas rojas en otro tazón y mezcle bien.
- Agregue jugo de limón y aceite y mezcle bien.
- Unte la mezcla de salmón sobre las verduras y sirva.

Ensalada de Jugo Verde

Tiempo de preparación: 10 minutos

Tiempo de cocción: 0 minutos

Cantidad de porciones: 2

Ingredientes:

- 4 manojos grandes de hojas de col rizada, rasgadas
- 1 manojo de perejil de hoja plana
- 1 manojo de hojas de lúpulo
- 2 manojos grandes de rúcula
- 1 manzana verde mediana, sin corazón, en rodajas
- Sal al gusto
- ½ taza de nueces picadas
- Pimienta al gusto
- 2 cucharadas de aceite de oliva extra virgen
- Jugo de limón
- 6 ramas de apio con hojas, picadas
- 1 pulgada de jengibre rallado

Instrucciones:

- Agregue col rizada, perejil, apio, rúcula, manzana, jengibre y apio en un tazón y mezcle bien.
- Agregue sal, pimienta, jugo de limón y aceite de oliva y mezcle bien.
- Decore con nueces y sirva.

Ensalada de Brócoli, Edamame y Mijo de Repollo

Tiempo de preparación: 10 minutos

Tiempo de cocción: 30 minutos

Cantidad de porciones: 3

Ingredientes:

- 3 cucharadas de aceite de oliva extra virgen
- 1 cebolla morada pequeña, picada
- Pimienta al gusto
- 1 taza de edamame cocido y sin cáscara
- 3 cucharadas de vinagre de vino blanco
- ½ taza de mijo
- 1 taza de agua
- Sal al gusto
- ¾ taza de col roja picada
- ¾ taza de floretes de brócoli picados
- 2 cucharadas de albaricoques secos picados

Instrucciones:

- Agregue el mijo y el agua en una cacerola. Coloque la cacerola a fuego medio.
- Cuando comience a hervir, baje el fuego y cocine tapado, hasta que se seque. Apague el fuego y deje reposar durante 10 minutos. Destape y esponje con un tenedor. Dejar enfriar unos minutos.

- Agregue el mijo, la cebolla, el repollo, el brócoli, el edamame, el aceite, el vinagre, la sal y la pimienta en un recipiente y mezcle bien.
- Reservar a un lado por un tiempo para que los sabores se incorporen.
- Mezcle bien.
- Esparcir los albaricoques encima y servir.

Ensalada de Pasta de Salmón con Limón y Alcaparras

Tiempo de preparación: 10 minutos

Tiempo de cocción: 20 minutos

Cantidad de porciones: 4

Ingredientes:

- 6 onzas de pasta penne integral
- 2 pimientos rojos grandes, picados
- Ralladura de ½ limón
- Jugo de 2 limones
- 2 chalotas picadas
- 12 aceitunas kalamata, sin hueso y en rodajas
- 4 manojos de rúcula
- 4 filetes de salmón silvestre congelados, sin piel
- 4 dientes de ajo, pelados y rallados
- 4 cucharadas de alcaparras
- 2 cucharaditas de aceite de oliva extra virgen
- 2 cucharadas de aceite de colza o cualquier otro aceite de su elección

Instrucciones:

- Siga las instrucciones del paquete y cocine la pasta.
- Coloque una sartén a fuego medio. Agregue el aceite de colza. Una vez que el aceite esté caliente, agregue el pimiento rojo y cocine tapado durante 4 a 5 minutos o hasta que esté ligeramente tierno.

- Coloque los pimientos rojos de la sartén a un plato y agregue el salmón en la sartén. Cocine tapado de 7 a 8 minutos o hasta que el salmón se desmenuce fácilmente al pincharlo con un tenedor.
- Mientras tanto, agregue el jugo de limón, la ralladura de limón, el ajo, las alcaparras, la chalota y las aceitunas en un tazón grande y mezcle bien.
- Agregue la pasta, el salmón y el pimiento rojo y mezcle bien. Espolvoree pimienta encima. Rocíe aceite. Mezcle bien.
- Cubra y reserve hasta su uso.
- Agregue la rúcula justo antes de servir. Mezcle bien y sirva.

Ensalada California Kale Cobb

Tiempo de preparación: 10 minutos

Tiempo de cocción: 20 minutos

Cantidad de porciones: 2

Ingredientes:

Para la ensalada:

- 2 rebanadas de tocino de pavo
- ½ aguacate, pelado, sin hueso, cortado en cubitos
- ½ lata (de una lata de 15 onzas) cuartos de corazón de alcachofa empacados en agua, escurridos
- 1 manojo de col rizada, descarte el tallo duro y el centro, las hojas en rodajas finas
- ½ taza de tomates cherry o uva cortados a la mitad
- 8 onzas de pollo cocido, cortado en cubitos
- ½ taza de fresas en rodajas
- 2 huevos duros, pelados y cortados en cuartos a lo largo
- ½ taza de queso de cabra desmenuzado

Para el aderezo:

- ¼ de taza de mayonesa de aceite de oliva
- 1 cucharada de perejil italiano finamente picado
- 1 diente de ajo pequeño, pelado y picado

- Pimienta al gusto
- 1 cucharada de jugo de limón fresco
- ½ cucharada de mostaza de Dijon
- Sal al gusto (opcional)
- 2 cebolletas, en rodajas finas, para decorar

Instrucciones:

1. Prepare una bandeja para hornear forrándola con papel aluminio. Coloque las tiras de tocino en la bandeja para hornear.

2. Hornee el tocino en un horno precalentado a 350° F hasta que esté dorado y crujiente, alrededor de 18 a 20 minutos, volteando los lados a la mitad de la cocción.

3. Cuando esté lo suficientemente frío para manipular, córtelo en trozos pequeños y reserve.

4. Para hacer el aderezo: Agregue mayonesa, perejil, ajo, pimienta, jugo de limón, mostaza y sal en un bol. Batir bien. Cubra y deje reposar por un tiempo para que se asienten los sabores.

5. Divida las hojas de col rizada en 2 platos para servir.

6. Cubra con cantidades iguales de aguacate, corazones de alcachofa, tomates, tocino, fresas y pollo de la manera que desee.

7. Espolvoree cebolletas encima. Coloque 4 rodajas de huevo sobre la ensalada. Esparcir queso de cabra encima.

8. Divida el aderezo en 2 tazones pequeños. Sirve el aderezo a un lado.

Ensalada de Frutas Frescas y Col Rizada

Tiempo de preparación: 15 minutos

Tiempo de cocción: 0 minutos

Cantidad de porciones: 8

Ingredientes:

<u>Para la ensalada:</u>

- 8 a 10 tazas de col rizada, descartar el centro y los tallos, picada
- 1 taza de moras
- 1 taza de arándanos
- 1 taza de frambuesas
- 2 tazas de fresas en rodajas
- 1 taza de mango maduro en cubos
- 2 peras, peladas, sin semillas y picadas en cubos pequeños
- ½ taza de nueces picadas, tostadas si lo desea

<u>Para el aderezo:</u>

- 6 cucharadas de vinagre de sidra de manzana
- 4 cucharadas de miel (opcional)
- Pimienta recién molida al gusto
- 6 cucharadas de aceite de oliva extra virgen
- 4 cucharadas de mostaza de Dijon
- Sal marina al gusto
- Instrucciones:
- Agregue vinagre de sidra de manzana, miel, aceite, mostaza, sal y pimienta en un tazón pequeño y bata hasta que estén bien combinados.
- Agregue todas las bayas, el mango, las peras y la col rizada en un bol y mezcle bien.
- Vierta el aderezo encima. Mezcle bien y sirva adornado con nueces.

Ensalada Tibia de Achicoria con Hongos

Tiempo de preparación: 10 minutos

Tiempo de cocción: 8 – 10 minutos

Cantidad de porciones: 2 – 3

Ingredientes:

- 1 cucharada de chalota picada
- Sal al gusto
- ¼ de taza de aceite de oliva extra virgen
- 2 onzas de hongos ostra, en rodajas
- ½ escarola belga, cortada en trozos de 1 pulgada
- ½ escarola de cabeza pequeña, use solo las hojas internas de color pálido, cortadas en trozos de 1 pulgada
- ¼ de taza de queso parmesano rallado
- 1 cucharada de vinagre de jerez
- Pimienta recién molida al gusto
- 2 onzas de hongos shiitake, cortados en rodajas gruesas
- 1 ramita de tomillo
- ½ achicoria de cabeza pequeña
- 2 cucharadas de perejil de hoja plana picado

Instrucciones:

- Para preparar el aderezo: Agregue vinagre, sal y pimienta en un bol y bata bien. Deje reposar durante 10 minutos.
- Agregue 3 cucharadas de aceite y bata bien. Cubra y reserve.
- Coloque una sartén a fuego medio. Agregue una cucharada de aceite. Cuando el aceite esté caliente, agregue los hongos, la sal, la pimienta y el tomillo, cocine hasta que se doren. Mezcle de vez en cuando.
- Coloque los hongos en un bol. Deseche el tomillo.
- Vierta el aderezo sobre los hongos y mezcle bien.
- Agregue la endibia, la escarola, la achicoria y el perejil y mezcle bien. Pruebe y agregue más sal y pimienta si es necesario.
- Esparcir el queso y mezclar bien.
- Sirva.

Pasta de Calabacín y Lúpulo

Tiempo de preparación: 10 minutos

Tiempo de cocción: 20 minutos

Cantidad de porciones: 2

Ingredientes:

- 2 calabacines, cortados, cortados en tiras con un pelador
- 1 ½ cucharada de aceite de oliva
- 1 diente de ajo, finamente picado
- ¼ de taza de hojas de apio, finamente ralladas
- 3 onzas de ricotta, picada en trozos
- 7 onzas de penne o fusilli de trigo integral seco
- Sal al gusto
- ¼ de
- Pimienta recién molida al gusto
- 3 onzas de queso parmesano, rallado + extra para servir

Instrucciones:

- Siga las instrucciones del paquete y cocine la pasta. Retener un poco del agua cocida y escurrir el resto.
- Mientras tanto, coloque una sartén a fuego medio-alto. Agregue aceite y espere a que se caliente.
- Una vez que el aceite esté caliente, agregue los calabacines, sal y pimienta y cocine hasta que estén ligeramente dorados.
- Agregue la ralladura de limón y el ajo y cocine por unos segundos hasta obtener un aroma agradable.
- Agregue la pasta, el parmesano, el ricotta y un poco del agua cocida de la pasta retenida. Mezcle bien.
- Dividir en tazones. Adorne con parmesano y sirva.

Tabulé de Alforfón y Fresa

Tiempo de preparación: 10 minutos

Tiempo de cocción: 15 - 20 minutos

Cantidad de porciones: 2

Ingredientes:

- 2/3 taza de alforfón
- 1 aguacate, pelado, sin hueso y cortado en cubos pequeños
- 1 cebolla morada mediana, picada
- 2 cucharadas de alcaparras
- 1 1/3 taza de rodajas de fresa
- Jugo de limón
- 2 cucharadas de cúrcuma molida
- 2 tomates pequeños, cortados en cubitos
- ¼ de taza de dátiles medjool sin hueso
- 1 ½ taza de perejil
- 2 cucharadas de aceite de oliva extra virgen
- 2 manojos de rúcula

Instrucciones:

- Siga las instrucciones del paquete y cocine el trigo sarraceno, agregando la cúrcuma mientras cocina.
- Una vez cocido, escurrir en un colador.
- Después de que el trigo sarraceno se enfríe, agréguelo a un tazón. Agregue el aguacate, la cebolla, las alcaparras, los tomates, los dátiles y el perejil y mezcle bien.
- Agregue las fresas, el jugo de limón y el aceite y mezcle bien.
- Coloque un puñado de rúcula en cada uno de los 2 platos.
- Repartir la ensalada entre los platos y colocar sobre la rúcula.

Tabulé de Verduras y Coliflor de Primavera

Tiempo de preparación: 15 minutos

Tiempo de cocción: 15 minutos

Cantidad de porciones: 2

Ingredientes:

- 1 libra de coliflor, rallada con los orificios grandes del rallador
- 2 ½ cucharadas de caldo de verduras caliente
- ½ calabacín en cubos
- 1 cucharadita de azúcar en polvo dorado
- 1 ½ cucharada de aceite de oliva extra virgen + extra para servir
- 1 cucharada de aceite de oliva
- Un manojo de hojas de menta fresca, finamente picadas
- 1 cucharada de aceite de oliva
- 2.5 onzas de espárragos finos, cortados en trozos pequeños, dejando las puntas enteras
- Ralladura de 1 limón
- Jugo de ½ limón
- 1 cucharada de alcaparras, escurridas y picadas
- Sal al gusto
- Un manojo grande de hojas de perejil
- ½ manojo de cebolletas, en rodajas
- Pimienta al gusto

Instrucciones:

- Coloque una sartén a fuego medio. Agrega ½ cucharada de aceite de oliva. Cuando el aceite esté caliente, agregue coliflor, sal y pimienta al gusto y cocine tapado por unos 3 minutos. Mezcle cada minuto.
- Agregue el caldo y mezcle bien. Continúe cocinando durante otros 2 a 3 minutos o hasta que se seque. Apague el fuego y transfiera a un plato. Dejar enfriar.

- Coloque una sartén a fuego alto. Agregue ½ cucharada de aceite de oliva. Cuando el aceite esté caliente, agregue los espárragos, la sal, la pimienta y el calabacín y cocine hasta que esté dorado. Mezcle con frecuencia.
- Agregue las puntas de los espárragos y cocine por un par de minutos. Apague el fuego y deje enfriar las verduras.
- Mientras tanto, agregue el azúcar, el aceite de oliva extra virgen, el azúcar, las alcaparras, la sal, la pimienta, el jugo de limón y la ralladura en otro recipiente y mezcle bien. Deje que el aderezo se derrita mientras las verduras se enfrían.
- Una vez que se enfríe, agregue las verduras cocidas, la coliflor y las cebolletas en un tazón grande y mezcle bien.
- Vierta el aderezo sobre la ensalada. Mezcle bien. Vierta más aceite encima y sirva.

Crepas de Alforfón

Tiempo de preparación: 15 minutos

Tiempo de cocción: 20 minutos

Cantidad de porciones: 8

Ingredientes:

- ½ taza de granos de trigo sarraceno crudo o ½ taza de harina de trigo sarraceno
- 2/3 taza de leche de almendras sin azúcar
- 1 cucharadita de extracto de vainilla
- ¼ de cucharadita de sal
- 3 huevos
- 1 cucharada de sirope de arce (opcional)
- ½ cucharadita de canela molida (opcional)

Instrucciones:

- Si está usando granos de trigo sarraceno, agréguelos en una licuadora y mezcle hasta obtener un polvo fino.
- Agregue la leche, la vainilla, la sal, los huevos, el jarabe de arce y la canela y mezcle hasta que quede suave. Vierta en un bol.

- Coloque una sartén para crepas o una sartén antiadherente a fuego medio-alto. Rocíe un poco de aceite en aerosol sobre la sartén. Permita que la sartén se caliente.
- Vierta aproximadamente ¼ de taza de la masa en la sartén. Simultáneamente, mueva la sartén para esparcir la masa.
- Cuando la crepa esté lista, dele la vuelta y cocine el otro lado durante aproximadamente ½ minuto. Retirar en un plato.
- Repita los pasos 3 a 5 y prepare las crepas restantes.
- Coloque los rellenos de su elección y sirva las crepas.

Salteado de Trigo Sarraceno con Col Rizada, Pimientos y Alcachofas

Tiempo de preparación: 10 minutos

Tiempo de cocción: 15 minutos

Cantidad de porciones: 4

Ingredientes:

Para el trigo sarraceno:

- ¾ taza de granos de trigo sarraceno tostados, sin cocinar, enjuagados varias veces
- ¼ de cucharadita de sal rosa del Himalaya
- 1 ½ taza de agua

Para el salteado:

- ½ manojo de col rizada, descartar los tallos duros y el centro, finamente picado
- 2 pimientos morrones grandes de cualquier color, en rodajas finas
- 2 cucharadas de aceite de coco, divididas
- ¼ de taza de albahaca finamente picada
- ¼ taza de perejil finamente picado
- 2 dientes de ajo grandes, pelados y picados
- 1 taza de corazones de alcachofa marinados, escurridos y picados
- Sal al gusto

Instrucciones:

- Agregue el trigo sarraceno, la sal y el agua en una cacerola. Coloque la cacerola a fuego medio.
- Cubra la cacerola con una tapa y deje que hierva.
- Baje el fuego y cocine a fuego lento durante 10 a 12 minutos. Permita que permanezca tapado todo el tiempo.
- Apague el fuego y deje reposar durante 3 minutos. Destape y libere los granos de trigo sarraceno con un tenedor.
- Coloque un wok a fuego medio. Agregue ½ cucharada de aceite. Cuando el aceite esté caliente, agregue el ajo y cocine por unos segundos hasta que esté fragante.
- Agregue la col rizada y un poco de sal y cocine hasta que se marchite. Retire la col rizada en un bol.
- Agregue ½ cucharada de aceite al wok. Agregue el pimiento morrón y un poco de sal y cocine hasta que esté tierno. Retire los pimientos morrones de la sartén y colóquelos junto con la col rizada.
- Baje el fuego a fuego lento. Agregue una cucharada de aceite. Cuando el aceite se caliente, agregue trigo sarraceno y mezcle de manera que el trigo sarraceno esté cubierto de aceite. Retire la sartén del fuego.
- Agregue la col rizada y los pimientos morrones.
- También agregue alcachofas, hierbas y sal y mezcle bien.
- Sirva.

Curry de Pollo y Col Rizada

Tiempo de preparación: 20 minutos

Tiempo de cocción: 60 minutos

Cantidad de porciones: 2

Ingredientes:

- 7 onzas de muslos de pollo deshuesados y sin piel
- ½ cucharada de aceite de oliva
- Un puñado grande de col rizada, descarte los tallos duros y el centro
- 2 cucharaditas de jengibre finamente picado

- 1 cucharadita de cúrcuma en polvo
- 1 chile ojo de pájaro, finamente picado
- ½ cucharada de curry en polvo
- ½ lata (de una lata de 14 onzas) de tomates picados
- 2 tazas de caldo de pollo
- ½ cucharada de aceite de oliva
- 1 cebolla morada, picada
- 1 cucharada de cúrcuma en polvo
- 2 dientes de ajo machacados
- ½ cucharada de jengibre picado
- 1 vaina de cardamomo
- ½ taza de leche de coco light
- Cilantro picado, para decorar

Instrucciones:

- Espolvoree ½ cucharada de cúrcuma en polvo por todo el pollo. Rocíe ½ cucharadita de aceite y mezcle bien. Cubra y deje reposar por 30 minutos.
- Coloque una sartén antiadherente a fuego medio. Agregue el pollo y cocine hasta que se dore por fuera y esté bien cocido por dentro.
- Transfiera el pollo a un bol.
- Agregue el resto del aceite en la sartén. Agregue la cebolla, el ajo, el chile y el jengibre y cocine hasta que la cebolla esté rosada.
- Agregue el resto de la cúrcuma en polvo y el curry en polvo. Mezcle durante aproximadamente un minuto.
- Agregue el caldo, los tomates, el cardamomo y la leche de coco. Cocine a fuego lento durante aproximadamente 20 minutos.
- Agregue el pollo y la col rizada y cocine por unos minutos, hasta que la col se marchite. Apague el fuego.
- Sirva sobre trigo sarraceno cocido o cualquier otro grano cocido de su elección, adornado con cilantro.

Papas Asadas Crujientes con Cúrcuma

Tiempo de preparación: 10 minutos

Tiempo de cocción: 30 minutos

Cantidad de porciones: 3

Ingredientes:

- ½ cebolla morada grande, picada
- 3 papas medianas, peladas y cortadas en cubos del tamaño de un bocado
- Sal al gusto
- 2 cucharaditas de curry en polvo (opcional)
- 2 cucharaditas de cúrcuma en polvo
- Pimienta al gusto
- 2 cucharadas de aceite de oliva
- 2 dientes de ajo picados

Instrucciones:

- Coloque las papas y la cebolla en un bol. Espolvoree ajo, sal, pimienta, cúrcuma y curry en polvo y mezcle bien.
- Prepare una bandeja para hornear forrándola con papel pergamino.
- Extienda la mezcla de papas en la bandeja para hornear, sin superponer.
- Hornee en un horno precalentado a 320° F hasta que se doren alrededor de los bordes y estén bien cocidos, aproximadamente 30 minutos. Revuelva las patatas de vez en cuando.
- Cuando esté horneado, retire la bandeja para hornear y deje enfriar.

Panqueques de Trigo Sarraceno

Tiempo de preparación: 25 minutos

Tiempo de cocción: 15 minutos

Cantidad de porciones: 3

Ingredientes:

Para los ingredientes secos:

- ½ taza de harina de trigo sarraceno
- ½ taza de harina para hornear sin gluten 1: 1
- 1 cucharada de miel o jarabe de arce
- ¼ de cucharadita de sal
- 1 cucharadita de polvo de hornear
- ¼ de cucharadita de canela molida

Para los ingredients húmedos:

- ¾ taza de leche de almendras o cualquier otra leche de su elección
- 2 cucharadas de mantequilla derretida + extra para hacer panqueques
- 2 huevos, separados
- ½ taza de arándanos

Instrucciones:

- Agregue todos los ingredientes secos, es decir, harina, miel, sal, polvo de hornear y canela en un tazón y revuelva.
- Batir las claras con una batidora de mano eléctrica hasta que se formen picos rígidos.
- Agregue la leche, la mantequilla y las yemas en otro bol y bata bien.
- Vierta la mezcla de leche en el tazón de ingredientes secos y mezcle hasta que estén combinados, asegurándose de no mezclar demasiado.
- Incorporar las claras. Sea cuidadoso al incorporar.
- Coloque una sartén antiadherente a fuego medio-alto. Agregue un poco de mantequilla y permita que se derrita. Gire la sartén para esparcir la mantequilla.
- Vierta aproximadamente ¼ de taza de la masa en la sartén. Esparce algunos arándanos encima. Pronto se verán burbujas en la parte superior del panqueque.

- Una vez que el lado inferior esté dorado, dé la vuelta al panqueque y cocine el otro lado. Retire el panqueque en un plato y sírvalo con compota de manzana.
- Repita los pasos 6 a 8 y prepare los otros panqueques de manera similar.

Tortilla de Col Rizada y Queso Feta

Tiempo de preparación: 10 minutos

Tiempo de cocción: 30 minutos

Cantidad de porciones: 2 - 3

Ingredientes:

- 4 huevos, batidos ligeramente
- 2 onzas de queso feta, desmigado
- 1 cucharadita de eneldo seco
- ½ cucharadita de mantequilla
- 1 ½ taza de col rizada fresca
- 1 cucharada de crema espesa
- Sal al gusto

Instrucciones:

- Mezcle los huevos, el queso feta, el eneldo, la col rizada, la crema y la sal en un tazón.
- Coloque una sartén pequeña para horno a fuego medio.
- Agregue mantequilla. Cuando la mantequilla se derrita, vierta la mezcla de huevo en la sartén. Extienda la col rizada de manera uniforme.
- Cocine durante aproximadamente 3 a 4 minutos, sin mezclar. Apague el fuego.
- Hornee en un horno precalentado a 350° F hasta que los huevos estén listos.
- Deje enfriar durante unos minutos. Cortar en gajos y servir.

Wrap Detox de Perejil

Tiempo de preparación: 10 minutos

Tiempo de cocción: 2 minutos

Cantidad de porciones: 4

Ingredientes:

- 4 tazas de perejil fresco finamente picado
- 12-15 tomates cherry, en cuartos
- 1 pepino, cortado en cubitos
- 2 cucharaditas de aceite de oliva extra virgen
- 2 aguacates maduros, pelados, sin hueso y en cubos
- Sal al gusto
- 1 taza de semillas de girasol crudas
- Jugo de 2 limas
- 4 tortillas de trigo integral

Instrucciones:

- Agregue el perejil, los tomates, el pepino, el aceite, los aguacates, la sal, las semillas de girasol y el jugo de lima en un tazón y mezcle bien.
- Caliente las tortillas siguiendo las instrucciones del paquete.
- Divida la mezcla entre las tortillas. Enrolle las tortillas y colóquelas con la costura hacia abajo.
- Sirva.

Wrap de Carne Asada

Tiempo de preparación: 10 minutos

Tiempo de cocción: 2 minutos

Cantidad de porciones: 4

Ingredientes:

- 1 taza de queso ricotta semidescremado
- 1 cucharadita de ralladura de limón
- ½ cucharadita de ajo picado
- 4 tortillas de trigo integral

- 12 onzas de rosbif, magro, en rodajas finas
- 2/3 - 1 taza de perejil picado
- 4 cucharaditas de jugo de limón fresco
- Sal al gusto
- 2 pimientos rojos, en rodajas finas

Instrucciones:

- Agregue perejil, ricotta, sal, ajo, jugo de limón y ralladura en un tazón y mezcle bien.
- Caliente las tortillas siguiendo las instrucciones del paquete.
- Divida la mezcla entre las tortillas. Envuelva como un burrito.
- Sirva.

Curry de Garbanzo, Quinoa y Cúrcuma

Tiempo de preparación: 10 minutos

Tiempo de cocción: 45 minutos

Cantidad de porciones: 3

Ingredientes:

- 8.8 onzas de papas frescas, cortadas a la mitad
- 1 ½ cucharadita de cúrcuma molida
- ½ cucharadita de hojuelas de chile
- ½ cucharadita de cilantro molido
- ½ cucharadita de jengibre molido
- 1 taza de leche de coco
- ½ lata (de una lata de 14.1 onzas) de garbanzos, escurridos, enjuagados
- 2 dientes de ajo machacados
- ½ cucharada de puré de tomate
- Sal al gusto
- ½ manojo de col rizada, descartar los tallos duros y las costillas, en rodajas
- Pimienta al gusto
- 3.2 onzas de quinoa
- 5 onzas de agua caliente

Instrucciones:

- Cocine las patatas en una cacerola con agua hasta que estén tiernas. Escurrir y colocar en una sartén.
- Agregue la leche de coco, el puré de tomate, los tomates y todas las especias junto con la sal y mezcle.
- Coloque la sartén a fuego alto. Cuando comience a hervir, agregue la quinoa y el agua caliente.
- Cocine tapado a fuego lento, hasta que se haya absorbido la mitad del líquido de la sartén. Mezcle con frecuencia.
- Agregue los garbanzos. Continúe cocinando tapado, mezclado con frecuencia.
- Cuando esté casi seco, agregue la col rizada y mezcle. Continúe cocinando tapado, hasta que se seque.
- Apague el fuego y déjelo reposar durante 5 minutos. Mezcle con un tenedor y sirva.

Capítulo 7: Meriendas

Granola de Trigo Sarraceno

Tiempo de preparación: 10 minutos

Tiempo de cocción: 20 – 25 minutos

Cantidad de porciones: 8 – 10

Para la granola:

- ¾ taza de granos de trigo sarraceno
- ½ taza de nueces picadas o cualquier otra nuez de su elección
- ¾ taza de hojuelas de avena sin gluten
- ¼ de taza de hojuelas de coco sin azúcar
- 1 ½ cucharada de azúcar de coco o edulcorante de su elección
- ½ cucharadita de canela molida
- ¼ de taza de jarabe de arce o al gusto
- 3 cucharadas de arándanos secos o chispas de chocolate amargo
- 1 cucharada de semillas de chía
- ¼ de cucharadita de sal marina
- 2 cucharadas de aceite de coco o de aguacate o de oliva
- 1 ½ cucharada de mantequilla de nueces o mantequilla de semillas (opcional)

Instrucciones:

- Combine los granos de trigo sarraceno, coco, azúcar de coco, canela, avena, semillas de chía y sal en un bol.
- Caliente el aceite y el jarabe de arce a fuego medio, hasta que estén bien combinados y suaves.
- Agregue la mantequilla de nueces si la usa. Apagar el fuego y rociar sobre la mezcla de trigo sarraceno.
- Mezcle hasta que esté bien combinado.
- Transfiera la mezcla a una bandeja para hornear y extiéndala uniformemente.
- Hornee en un horno precalentado a 325° F hasta que esté cocinado, fragante y dorado, aproximadamente de 20 a 25 minutos. Mezcle después de aproximadamente 10 a 12 minutos de horneado.
- Déjelo enfriar unos minutos. Agregue los arándanos si lo prefiere y mezcle. Si desea agregar chocolate, déjelo enfriar a temperatura ambiente antes de agregarlo.
- Una vez enfriado, transfiéralo a un recipiente hermético. Puede durar aproximadamente 2 semanas.
- Servirlo con frutas y leche para convertirlo en un desayuno abundante.

Bolitas Energéticas Veganas de Chocolate y Coco

Tiempo de preparación: 20 minutos

Tiempo de cocción: 0 minutos

Cantidad de porciones: 10

Ingredientes:

- 1/3 taza de almendras
- 1 cucharada de semillas de lino molidas
- 2/3 taza de avena
- 2 cucharadas de aceite de coco sin refinar, derretido
- ¼ de taza de cacao en polvo sin azúcar
- 1/8 cucharadita de sal marina fina
- 8 onzas de dátiles medjool, sin hueso, remojados en agua si están duros

- 2 cucharadas de coco finamente rallado

Instrucciones:

- Pique finamente las almendras en un procesador de comida. Mezclar la sal, el cacao, la avena y las semillas de lino hasta que estén bien combinados.
- Posteriormente colocar el aceite y los dátiles. Licue hasta que esté bien combinado. La mezcla debe unirse al presionarla. Si se desmorona, agregue más aceite y licue. Si está muy pegajoso, agregue un poco de avena y vuelva a licuar hasta que esté bien combinado.
- Prepare una bandeja para hornear forrándola con papel pergamino.
- Divida la mezcla en 10 porciones iguales. Darles forma de bolitas. Colocarlas en coco, una a la vez. Presione ligeramente para adherir. Colocar en la bandeja para hornear.
- Deje enfriar durante una hora. Transfiera a un recipiente hermético y refrigere hasta su uso. Puede durar de 10 a 12 días.

Barras de Dulce de Azúcar de Té Verde Matcha Saludables

Tiempo de preparación: 20 minutos

Tiempo de cocción: 0 minutos

Cantidad de porciones: 6

Ingredientes:

- ¼ taza de mantequilla de almendras tostadas
- ¾ cucharadita de extracto de stevia con sabor a crema de vainilla
- ½ taza + 2 cucharadas de proteína de arroz integral con vainilla en polvo
- 1 cucharada de matcha en polvo
- ½ taza + 1 cucharada de leche de almendras y vainilla sin azúcar
- ½ cucharadita de extracto de almendras

- 1/3 taza de harina de avena
- Una pizca de sal

Instrucciones:

- Prepare una bandeja pequeña y cuadrada forrándola con papel pergamino.
- Agregue mantequilla de almendras, stevia, proteína en polvo, matcha en polvo, leche, extracto de almendras, harina de avena y sal en un bol. Batir con una batidora de mano eléctrica hasta que esté bien incorporado y espeso, como dulce de azúcar.
- Coloque la mezcla en el molde para hornear preparado. Extiéndalo uniformemente con una espátula. Cubra con papel film. Asegúrese de que esté bien cubierto. Deje enfriar de 7 a 8 horas.
- Cortar en 6 barras iguales y servir. Guarde el resto en un recipiente hermético en el refrigerador.

Bocaditos Sirtfood

Tiempo de preparación: 10 minutos

Tiempo de cocción: 0 minutos

Cantidad de porciones: 8 – 10

Ingredientes:

- ½ taza de nueces
- 4.5 onzas de dátiles medjool, sin hueso
- ½ cucharada de cúrcuma en polvo
- ½ cucharadita de extracto de vainilla
- ½ onza de chocolate amargo, picado
- ½ cucharada de cacao en polvo
- ½ cucharada de aceite de oliva extra virgen
- ½ - 1 cucharada de agua

Instrucciones:

- Agregue las nueces y el chocolate amargo en el tazón del procesador de alimentos y mezcle hasta que estén finamente pulverizados.

- Agregue los dátiles, la cúrcuma en polvo, la vainilla, el cacao y el aceite y procese hasta que estén bien incorporados.
- Si la mezcla se pega y no se desmorona, transfiera la mezcla a un tazón. De lo contrario, agregue ½ cucharada de agua y procese hasta que esté bien combinado. Si la mezcla no se junta, agregue un poco más de agua y procese hasta que esté bien combinada.
- Divida la mezcla en 8 - 10 porciones iguales y forme bolitas. Colocar en un recipiente hermético y enfriar hasta su uso. Puede conservarse una semana.

Bocaditos Energéticos de Cereza con Chocolate Amargo

Tiempo de preparación: 5 minutos

Tiempo de cocción: 25 minutos

Cantidad de porciones: 7 - 8

Ingredientes:

- ½ taza de almendras
- ¼de taza de cerezas secas
- 1/8 cucharadita de canela en polvo
- ¼ de taza de bocaditos de chocolate amargo
- 1 taza de dátiles sin hueso
- Una pizca de sal marina

Instrucciones:

- Coloque las almendras en el procesador de alimentos y procese hasta que estén picadas en trozos un poco más pequeños.
- Agregue el chocolate, las cerezas, los dátiles, la sal y la canela y procese hasta lograr la textura deseada.
- Transfiera a un bol. Divida la mezcla en 7-8 porciones iguales y forme bolitas.
- Transfiera a un recipiente hermético y refrigere hasta su uso. Puede conservarse una semana.

Chips de Col Rizada con Queso Recubiertos de Girasol

Tiempo de preparación: 1 hora and 15 minutos

Tiempo de cocción: 25 minutos

Cantidad de porciones: 3

Ingredientes:

- 1 manojo grande de col rizada, descarte los tallos duros y el centro, cortados en trozos pequeños

Para la cobertura de girasol:

- Sal al gusto
- ½ cucharada de jugo de limón
- ¼ de cucharadita de cúrcuma en polvo
- Una pizca de pimienta de cayena o al gusto
- ½ taza de semillas de girasol crudas
- 2 cucharadas de levadura nutricional o más al gusto
- 2 cucharadas de agua o más si es necesario

Instrucciones:

- Prepare una bandeja para hornear grande forrándola con papel pergamino.
- Coloque las semillas de girasol en un bol. Vierta agua hirviendo sobre él. Dejar reposar durante una hora.
- Escurrir y transferir a una licuadora. Agregue jugo de limón, cúrcuma, cayena, levadura nutricional, sal y agua y mezcle hasta obtener una textura suave. Agregue más sal y pimienta de cayena después de probar, si lo desea.
- Vierta en un tazón grande.
- Coloque una hoja de papel pergamino en una bandeja para hornear.
- Seque bien la col rizada con una centrifugadora para ensaladas. Si no tiene una centrifugadora para ensaladas, seque con toallas de papel.

- Agregue la col rizada en el tazón de la mezcla de girasol y mezcle hasta que la col rizada esté bien cubierta con la mezcla, usando sus manos.
- Coloque la col rizada en la bandeja para hornear. Extiéndalo en una sola capa. Use más bandejas para hornear si es necesario u hornee en lotes.
- Hornee los chips de col rizada en un horno precalentado a 225° F, aproximadamente 20 minutos o hasta que estén crujientes. Mezcle después de aproximadamente 12 a 15 minutos de horneado.
- Deje enfriar completamente y sirva de inmediato.

Muffins de Quinoa y Col Rizada

Tiempo de preparación: 10 minutos

Tiempo de cocción: 40 minutos

Cantidad de porciones: 4

Ingredientes:

- Aceite de oliva, para engrasar
- 2 dientes de ajo pequeños, pelados y picados
- 2 huevos grandes
- 1.75 onzas de almendras molidas
- 2 cucharadas de chalota picada
- Un puñado de col rizada, descarte los tallos duros y el centro, finamente picado
- 3.5 onzas de quinoa sobrante cocida
- Pimienta al gusto
- 2 - 3 cucharadas de queso feta desmigado
- Sal al gusto

Para servir:

- ½ aguacate maduro, pelado, sin hueso, triturado
- Cebollino picado
- Pimienta al gusto
- Sal al gusto

Instrucciones:

- Prepare 4 moldes para muffins forrándolos con forros de papel desechables. Unte aceite de oliva sobre los revestimientos.
- Batir los huevos en un bol, agregar sal y pimienta. Agregue la chalota, la col rizada, las almendras, el ajo, la quinoa y el queso feta.
- Divida la mezcla en partes iguales en los moldes para muffins.
- Hornee los muffins en un horno precalentado a 350° F, durante aproximadamente 20 a 25 minutos.
- Mientras tanto, agregue el aguacate, las cebolletas, la sal y la pimienta en un tazón y mezcle bien. Cubra y deje reposar por un tiempo.
- Cuando los muffins estén cocidos, retírelos del horno y déjelos enfriar un tiempo.
- Retire el muffin de las tazas. Unte la mezcla de aguacate encima y sirva.

Gelatina de Café y Queso Mascarpone

Tiempo de preparación: 20 minutos

Tiempo de cocción: 15 minutos

Cantidad de porciones: 4

Ingredientes:

- 4-6 láminas de gelatina natural
- 8.8 onzas de queso mascarpone
- 2 tazas de café preparado
- Edulcorante de su elección al gusto
- 4 claras de huevo

Instrucciones:

- Remoje las láminas de gelatina en agua durante unos minutos, hasta que prepare el café.
- Prepare café como lo hace habitualmente. Agregue edulcorante y mezcle. Déjelo enfriar un rato.

- Deseche el agua del bol de láminas de gelatina. Secar.
- Vuelva a colocar la gelatina en el bol. Vierta café encima. Enfriar por un par de horas.
- Mientras tanto, bata las claras de huevo hasta que se formen picos rígidos.
- Incorporar el queso mascarpone. Dividir en 4 tazas. Vierta el café con gelatina frío sobre la mezcla de queso.
- Sirva.

Bocaditos Energéticos de Coco y Lima

Tiempo de preparación: 10 minutos

Tiempo de cocción: 0 minutos

Cantidad de porciones: 3 (3 bocaditos por porción)

Ingredientes:

- ¼ de taza de anacardos
- ¼ de taza de almendras
- Ralladura de limones de 1 ½ taza
- Jugo de 1 ½ limones
- ¾ taza de dátiles deshuesados
- ¼ de taza de coco desecado

Instrucciones:

- Agregue las nueces en el tazón del procesador de alimentos y mezcle lentamente hasta que estén finamente picados.
- Agregue los dátiles, el jugo de lima y la ralladura de lima y mezcle hasta que estén bien combinados y la mezcla se incorpore cuando la mezcle.
- Divida la mezcla en 6 porciones iguales y forme bolitas.
- Colocar los bocaditos en coco y colocar en un recipiente hermético. Refrigere hasta su uso. Puede conservarse una semana.

Bolitas de Queso con Hierbas

Tiempo de preparación: 10 minutos

Tiempo de cocción: 0 minutos

Cantidad de porciones: 8 - 10

Ingredientes:

- 2 paquetes (8 onzas cada uno) de queso crema
- ¼ taza de perejil fresco picado
- 4 cucharaditas de hierbas secas mixtas (mezcla de perejil, romero y tomillo)
- ¼ - ½ taza de queso azul desmigado
- 4 cucharaditas de tomillo seco, para decorar
- Galletas saladas variadas para servir (opcional)
- 2 cucharadas de nueces finamente picadas

Instrucciones:

1. Agregue el queso crema y el queso azul en un tazón y déjelo a un lado para que se ablanden durante unos 45 minutos.

2. Batir a velocidad baja con una batidora de mano eléctrica hasta que quede suave, ligero y cremoso.

3. Agregue las hierbas secas y el perejil y mezcle bien.

4. Cubra el recipiente con una envoltura de plástico y enfríe durante 3 a 4 horas o hasta que se le forme una bolita.

5. Forme una bola grande con la mezcla de queso. Coloque el tomillo y las nueces en un plato y mezcle. Colocar en la mezcla de tomillo.

6. Cubra y enfríe durante al menos un par de horas.

7. Cortar y servir tal cual o con galletas.

Palitos de "Pescado" de Tofu Vegano

Tiempo de preparación: 30 minutos

Tiempo de cocción: 40 minutos

Cantidad de porciones: 8 - 12

Ingredientes:

- 4 bloques de tofu firme o extra firme
- 4 cucharadas de salsa de soya
- 2 tazas de pan rallado
- 2 cucharaditas de pimienta con limón
- ½ taza de leche de soya
- 4 cucharadas de jugo de limón
- 4 cucharadas de alga nori desmenuzada
- Harina, según sea necesario
- Sal al gusto

Instrucciones:

- Para preparar el tofu: Coloque el tofu sobre capas de toallas de papel. Coloque más toallas encima del tofu.
- Coloque algo pesado sobre el tofu. Dejar así por 20 minutos. Cortar el tofu en tiras como si fueran palitos.
- Prepare una bandeja para hornear forrándola con papel pergamino.
- Coloque el pan rallado en un recipiente poco profundo.
- Drene el tofu en harina y colóquelo en una bandeja.
- Combine la leche de soya, la sal, el jugo de limón y la salsa de soya en un segundo tazón poco profundo.
- Combine el pan rallado, la pimienta de limón y el nori en un tercer tazón poco profundo.
- Sumerja el tofu en la mezcla de leche de soja, uno a la vez. Sacuda el exceso de mezcla de leche y sumerja en la mezcla de pan rallado y colóquela en la bandeja para hornear.
- Hornee el tofu en un horno precalentado a 375° F, durante aproximadamente 45 minutos o hasta que esté crujiente y dorado.

Rawies Sin Hornear

Tiempo de preparación: 10 minutos

Tiempo de cocción: 0 minutos

Cantidad de porciones: 15

Ingredientes:

- 7 onzas de dátiles deshuesados
- 3 cucharadas de cacao
- ½ cucharadita de canela molida
- ½ taza de coco desecado
- 1/3 taza de almendras tostadas
- 1 cucharadita de extracto de vainilla

Para adornar:

- 15 almendras tostadas

Instrucciones:

- Agregue los dátiles, el cacao, la canela, el coco, las almendras y la vainilla en el tazón del procesador de alimentos y mezcle hasta que estén bien combinados.
- Dividir la mezcla en 15 porciones iguales y formar bolitas.
- Coloque una almendra en cada bolita y presione para adherir y aplanar.
- Colocar en un recipiente hermético y refrigerar hasta su uso. Puede conservarse 15 días.

Brucheta de Tomate

Tiempo de preparación: 10 minutos

Tiempo de cocción: 15 minutos

Cantidad de porciones: 8

Ingredientes:

- 1 ½ libras de tomates frescos, cortados en cubitos
- 6 dientes de ajo, finamente picados
- 4 cucharadas de aceite de oliva extra virgen
- Pimienta al gusto
- Sal al gusto
- 1 cebolla mediana, finamente picada
- 2 cucharadas de albahaca fresca picada
- 2 cucharadas de perejil fresco picado

Instrucciones:

- Agregue los tomates, el ajo, el aceite, los condimentos, la cebolla y las hierbas en un tazón y mezcle bien.
- Cubra y enfríe durante un par de horas.
- Mezcle bien y sirva tal cual o sobre rebanadas de pan integral tostadas.

Bloques de Hielo de Fresa y Coco

Tiempo de preparación: 5 minutos

Tiempo de cocción: 0 minutos

Cantidad de porciones: 6

Ingredientes:

- 1 ½ tazas de fresas picadas
- Agua de coco, según sea necesario

Instrucciones:

- Tome 6 moldes para paletas y agregue ¼ de taza de fresas en cada uno.
- Vierta suficiente agua de coco para llenar los moldes hasta un poco más de ¾. Inserte los palitos de paleta y congele hasta que estén firmes.
- Sumerja los moldes para paletas heladas en agua tibia durante unos 15 segundos. Retirar de los moldes y servir.

Bloques de Hielo de Batido de Bayas

Tiempo de preparación: 5 minutos

Tiempo de cocción: 0 minutos

Cantidad de porciones: 12

Ingredientes:

- 12 fresas, cortadas a la mitad
- ½ taza de arándanos congelados
- ½ taza de frambuesas congeladas
- 1 1/3 taza de jugo de naranja

Instrucciones:

- Agregue el jugo de naranja y todas las bayas en una licuadora.
- Mezclar hasta que quede suave.
- Vierta en moldes para paletas heladas. Inserte los palitos de paleta y congele hasta que estén firmes.
- Sumerja los moldes para paletas heladas en agua tibia durante unos 15 segundos. Retirar de los moldes y servir.

Mezcla de Frutos Secos Superalimentos

Tiempo de preparación: 5 minutos

Tiempo de cocción: 0 minutos

Cantidad de porciones: 16

Ingredientes:

- 1 taza de almendras enteras
- 1 taza de pistachos enteros
- 1 taza de nueces cortadas a la mitad
- 1 taza de nueces de Brasil enteras
- 1 taza de arándanos secos
- 1 taza de bayas de goji
- 1 taza de trozos de chocolate amargo o semillas de cacao
- ½ taza de chips de coco, tostados

Instrucciones:

- Mezcle todas las nueces, bayas, chispas de chocolate y chispas de coco en un recipiente hermético.
- Almacenar. Puede conservarse 2 semanas.

Capítulo 8: Vegetariano

Tortilla de Vegetales

Tiempo de preparación: 6 – 8 minutos

Tiempo de cocción: 10 – 12 minutos

Cantidad de porciones: 2

Ingredientes:

- 4 huevos, preferiblemente
- 1 cebolla pequeña, picada
- Pimienta al gusto
- 2 puñados de hojas frescas de col rizada, deseche los tallos duros el centro o utilice col rizada, picada
- 4 cucharadas de aceite de oliva, divididas
- 1 pimiento rojo mediano, picado
- Sal al gusto

Instrucciones:

     1. Coloque una sartén a fuego medio-alto. Agregue 2 cucharadas de aceite de oliva. Cuando el aceite esté caliente, agregue la cebolla y el pimiento y cocine por un par de minutos. Agregue la col rizada y cocine por un par de minutos más.

2. Apague el fuego. Transfiera la mezcla de verduras a un tazón.

3. Agregue los huevos en otro bol y bata bien.

4. Coloque la sartén a fuego medio.

5. Agregue 1 cucharada de aceite y dejar que se caliente.

6. Vierta la mitad de los huevos en la sartén. Gire la sartén para esparcir el huevo. Cuando la tortilla esté ligeramente cocida, esparza la mitad de la mezcla de verduras sobre la mitad de la tortilla. Doble la otra mitad de la tortilla sobre el relleno.

7. Retire con cuidado la tortilla en un plato y sírvala de inmediato.

8. . Repita los pasos 5 - 7 y prepare la otra tortilla.

Salteado de Col Rizada con Tofu Crujiente al Curry

Tiempo de preparación: 15 minutos

Tiempo de cocción: 15 minutos

Cantidad de porciones: 4

Ingredientes:

Para el tofu crujiente al curry:

- 2 bloques (7 onzas cada uno) de tofu firme, cortados en cubos de 1 pulgada
- 2 cucharadas de salsa de soya
- 3 cucharaditas de curry en polvo
- ½ col rizada, en rodajas finas
- Aceite de oliva según sea necesario

Para el salteado:

- 8 hojas grandes de col rizada, descarte los tallos duros y el centro, en rodajas finas
- 2 dientes de ajo, pelados y picados
- 4 cucharadas de salsa de soya
- 2 zanahorias, en rodajas finas

- 2 pulgadas de jengibre fresco, pelado y picado
- 4 porciones de fideos integrales
- Aceite de oliva, según sea necesario

Instrucciones:

- Combine 1 ½ cucharadita de curry en polvo y salsa de soya en un tazón.
- Agregue el tofu. Asegúrese de que el tofu esté bien cubierto con la mezcla de salsa. Cubra y deje reposar por 15 minutos.
- Siga las instrucciones del paquete y cocine los fideos.
- Coloque 2 sartenes con un poco de aceite en cada uno, a fuego medio en 2 quemadores diferentes en su estufa.
- Agregue el tofu en una sartén y cocine hasta que esté completamente dorado. Revuelva con frecuencia. Retire el tofu con una espumadera y colóquelo en un plato forrado con toallas de papel.
- Simultáneamente, agregue el jengibre y el ajo en la otra sartén y cocine por unos segundos hasta que estén fragantes.
- Agregue la col rizada y el repollo, cocinando hasta que estén ligeramente blandas.
- Agregue la zanahoria y la salsa de soya y cocine por un par de minutos.
- Divida los fideos en 4 platos. Divida las verduras salteadas sobre los fideos. Esparcir tofu encima y servir de inmediato.

Cena de Col Rizada, Semilla de Calabaza y Papa

Tiempo de preparación: 15 minutos

Tiempo de cocción: 15 minutos

Cantidad de porciones: 8

Ingredientes:

- 1 libra de papas, peladas y cortadas en cubos del tamaño de un bocado
- 2 pimientos morrones verdes, picados en trozos cuadrados de 1 pulgada
- 2 pimientos morrones anaranjados, picados en trozos cuadrados de 1 pulgada
- 2 berenjenas grandes, en rodajas
- 2 cebollas rojas grandes, en rodajas
- 7 onzas de col rizada, en rodajas
  - onzas de espinacas tiernas
- 4 zanahorias grandes, cortadas en palitos
- 1 lata (28 onzas) de tomates ciruela
- ½ taza de aceite de oliva
- 2 cubos de caldo de verduras
- ¼ de taza de semillas de calabaza molidas
- 2 cucharaditas de sal marina o al gusto

Instrucciones:

- Licue los tomates ciruela en una licuadora hasta que queden suaves.
- Sazone la berenjena con un poco de sal y sumérjala en un recipiente con agua caliente durante un par de minutos. Enjuague bien.
- Coloque una olla a fuego medio. Agregar el aceite. Cuando el aceite esté caliente, agregue las papas y cocine durante 8 a 10 minutos, mezclando ocasionalmente.
- Agregue las zanahorias y la berenjena y cocine durante unos 2 minutos. Agregue los pimientos morrones, las semillas de calabaza y los tomates ciruela. Mezcle ocasionalmente y cocine durante aproximadamente 6 a 7 minutos.
- Deshacer los cubos de caldo de verduras y agregar a la olla junto con sal al gusto. Cocine tapado, a fuego lento hasta que las patatas estén tiernas. Mezcle de vez en cuando.
- Agregue la col rizada y cocine de 3 a 4 minutos. Alejar del calor.

Risotto Primavera de Trigo Sarraceno

Tiempo de preparación: 8 - 9 horas

Tiempo de cocción: 20 - 25 minutos

Cantidad de porciones: 2

Ingredientes:

- ½ taza de caldo de verduras
- ½ manojo de espárragos grandes, cortados por la mitad, recortar los extremos duros
- ½ cebolla morada pequeña, finamente picada
- ½ cucharada de hierbas italianas secas
- Jugo de ½ limón
- Ralladura de ½ limón
- 1 cucharada de levadura nutricional
- Pimienta al gusto
- 1 taza de espinaca picada
- Aceite de oliva virgen extra, para rociar
- 1 cucharada de aceite de oliva
- 1 diente de ajo, pelado y picado
- 4.4 onzas de trigo sarraceno, remojado en agua durante la noche, escurrido, enjuagado
- ½ cucharada de vinagre de sidra de manzana
- ¼ taza de guisantes frescos o congelados, descongelar si están congelados
- 1 taza de mezcla de perejil fresco, albahaca y orégano + extra para decorar
- Sal al gusto

Instrucciones:

- Hervir el caldo en una cacerola. Bajar el fuego y dejarlo hervir a fuego lento.
- Coloque una sartén a fuego medio. Agregue ½ cucharada de aceite. Cuando el aceite esté caliente, agregue los espárragos y cocine hasta que estén crujientes y tiernos.
- Saque los espárragos de la sartén y colóquelos en un plato.

- Agregue ½ cucharada de aceite en la sartén. Una vez que el aceite esté caliente, agregue la cebolla y el ajo y saltee hasta que la cebolla se torne transparente.
- Agregue el trigo sarraceno, el vinagre de sidra de manzana, las hierbas secas y el jugo de limón.
- Una vez bien, combinado, agregue el caldo hirviendo y mezcle bien. Cuando se absorba el caldo, agregue un poco más de caldo y repita este proceso de agregar caldo hasta que se agregue por completo, asegurándose de que el caldo se absorba cada vez, antes de agregar más.
- Cuando el trigo sarraceno esté bien cocido, agregue las espinacas y los guisantes y mezcle bien. Cocine por un par de minutos.
- Agregue hierbas frescas, levadura nutricional, ralladura de limón, pimienta y sal. Mezclar bien.
- Para servir: Divida el risotto en tazones. Coloque los espárragos encima. Vierta un poco de aceite de oliva extra virgen encima. Adorne con algunas hierbas frescas y sirva.

Salteado de Tofu Glaseado con Miso y Sésamo

Tiempo de preparación: 25 minutos

Tiempo de cocción: 25 - 30 minutos

Cantidad de porciones: 4

Ingredientes:

- 4 cucharadas de mirin
    - libras de tofu, cortado en trozos y posteriormente en triángulos
- 2 cebollas rojas, en rodajas finas
- 4 chiles ojo de pájaro, sin semillas si lo desea, finamente picados
- 4 cucharaditas de jengibre picado
- 8 cucharaditas de semillas de sésamo
- 2 tazas de agua
- 8 cucharaditas de aceite de oliva extra virgen
- 4 cucharadas de pasta de miso marrón
- 2 ramas de apio, recortadas y finamente picadas

- 2 calabacines, en rodajas finas
- 4 dientes de ajo, pelados y finamente picados
- 2 ½ tazas de col rizada picada
- 1 taza de harina de trigo sarraceno o fideos de trigo sarraceno
- 4 cucharaditas de cúrcuma en polvo
- 4 cucharaditas de salsa de soya o tamari

Instrucciones:

- Prepare un sartén para hornear forrándolo con papel pergamino.
- Combine el miso y el mirin en un tazón grande. Agregue el tofu y mezcle hasta que el tofu esté bien cubierto con la mezcla. Dejar marinar durante 20 minutos.
- Transfiera el tofu al sartén para hornear y extiéndalo uniformemente. Esparcir semillas de sésamo sobre el tofu.
- Hornee el tofu en un horno precalentado a 400° F, durante aproximadamente 15 a 20 minutos para que se dore.
- Mientras tanto, hierva agua en una cacerola con cúrcuma y sal, a fuego alto.
- Cuando el agua comience a hervir, agregue el trigo sarraceno y cocine hasta que hierva.
- Bajar el fuego y cocinar tapado hasta que se seque. Apagar el fuego y reservar.
- Si está usando fideos de trigo sarraceno, cocine los fideos siguiendo las instrucciones del paquete y agregue la cúrcuma en el paso 11.
- 5 minutos antes de sacar el tofu del horno, coloque una sartén a fuego medio-alto.
- Añadir aceite y dejar calentar. Agregue la cebolla y cocine por un minuto.
- Agregue el jengibre, el ajo, el apio, el calabacín y el chile ojo de pájaro y mezcle bien. Una vez que la mezcla se vuelva fragante (en aproximadamente un minuto), baje la llama a fuego medio. Cocine hasta que las verduras estén tiernas.
- Agregue la col rizada y el tamari y cocine hasta que la col se marchite.

- Sirva el tofu con verduras y trigo sarraceno.

Sándwich Vegetariano

Tiempo de preparación: 15 minutos

Tiempo de cocción: 0 minutos

Cantidad de porciones: 2

Ingredientes:

- 4 rebanadas de pan integral
- 4 hojas de lechuga romana
- ½ taza de pimientos rojos en rodajas finas
- 1 cebolla morada mediana, cortada en rodajas finas
- 1 pepino pequeño, en rodajas finas
- 4 cucharaditas de semillas de calabaza
- Sal al gusto
- 4 cucharadas de hummus
- ½ taza de microverduras
- 2 cucharadas de zanahorias ralladas
- ½ manzana grande, sin corazón, en rodajas finas
- 4 cucharaditas de semillas de calabaza
- Pimienta al gusto

Instrucciones:

- Unte hummus en un lado de cada una de las rebanadas de pan.
- Coloque 2 hojas de lechuga en 2 de las rebanadas de pan.
- Coloque rodajas de cebolla, rodajas de pepino, rodajas de pimiento rojo y manzana sobre la lechuga. Esparcir microverduras, zanahorias y semillas de calabaza. Coloque una hoja de lechuga encima de cada pila.
- Cubra con las 2 rebanadas de pan restantes, con el lado del hummus hacia abajo.

Sándwiches de Ricotta con Zanahorias, Col Rizada y Pesto de Nueces y Perejil

Tiempo de preparación: 20 - 25 minutos

Tiempo de cocción: 30 minutos

Cantidad de porciones: 4

Ingredientes:

Para las zanahorias:

- 2 tazas de zanahorias en rodajas finas
- 1 cucharada de jarabe de arce
- 4 cucharadas de aceite de oliva
- Sal al gusto

Para la ricotta:

- 2 tazas de ricotta
- Sal al gusto
- 1 cucharadita de ralladura de limón
- Hojuelas de chile, al gusto

Para la vinagreta:

- ½ taza de aceite de olive
- ½ taza de aceite de canola
- ½ taza de jarabe de arce
- ½ taza de vinagre de jerez
- 2 chalotes pequeños, finamente picados

Para pesto de nueces y perejil:

- 2 manojos de perejil
- 2 tazas de queso parmesano
- 2 cucharadas de jugo de limón
- 2/3 taza de nueces, tostadas si es necesario
- Aceite de oliva, según sea necesario
- Sal al gusto

Para servir:

- 4 manojos de hojas de col rizada, rasgadas
- 8 rebanadas de pan integral

Instrucciones:

- Para asar las zanahorias: combine las zanahorias, la sal, el jarabe de arce y el aceite en una bandeja para hornear forrada con papel pergamino y extiéndalo uniformemente, en una sola capa.
- Hornee las zanahorias en un horno precalentado a 360° F, durante aproximadamente 25 a 30 minutos o hasta que estén tiernas.
- Para la ricota: combine la ralladura de limón, la ricota, las hojuelas de chile y la sal en un tazón. Cubra y reserve en el refrigerador hasta su uso.
- Para el pesto: agregue nueces, jugo de limón y perejil en el tazón del procesador de alimentos y procese hasta que estén bien combinados.
- Con el procesador de alimentos en funcionamiento, vierta el aceite hasta que quede suave y tenga la consistencia deseada.
- Vierta en un bol y refrigere hasta su uso.
- Para la vinagreta: agregue vinagre, jarabe de arce, aceite y chalota en un frasco de vidrio pequeño. Cierre la tapa y agite el frasco vigorosamente hasta que esté bien combinado. Refrigere hasta su uso.
- Para servir: Tostar las rebanadas de pan al punto de cocción deseado.
- Agregue la col rizada en un tazón y vierta la cantidad requerida de aderezo sobre ella. Refrigere el resto y úselo en algunas ensaladas.
- Unte el pesto en 4 de las rebanadas de pan y déjelo a un lado.
- Unte una generosa cantidad de ricotta sobre las otras 4 rebanadas de pan. Coloque rodajas de zanahoria encima. Unte la col rizada sobre las rodajas de zanahoria.

- Cubra con las rebanadas de pan restantes, con el lado del pesto hacia abajo.
- Cortar en la forma deseada y servir.

Estofado Gratinado de Calabaza y Col Rizada

Tiempo de preparación: 15 minutos

Tiempo de cocción: 20 minutos

Cantidad de porciones: 4

Ingredientes:

- 2 tazas de calabaza moscada en rodajas finas, peladas, sin semillas y en rodajas muy finas
- 1 cucharadita de aceite de oliva
- 4 tazas de col rizada picada
- ½ taza de cebolla roja picada
- ¼ de taza de queso gruyere rallado
- Una pizca de nuez moscada molida
- 3 dientes de ajo, picados
- Sal kosher al gusto
- 1/3 taza de leche entera o de coco, dividida
- Pimienta al gusto
- 6 cucharadas de agua o más si es necesario
- ¼ de cucharadita de comino molido
- Una pizca de pimienta de cayena
- 1 cucharada de maicena o harina para todo uso
- ½ taza de pan rallado panko integral
- ½ cucharadita de mantequilla

Instrucciones:

- Prepare una cazuela pequeña rociando un poco de aceite en aerosol.
- Coloque una sartén antiadherente a fuego medio-alto. Agregar el aceite. Cuando el aceite esté caliente, agregue la cebolla y el ajo y cocine hasta que estén dorados. Agregue la col rizada y cocine hasta que se marchite. Apagar el fuego.

- Agregue la maicena y una cucharada de leche en un bol. Vierta la leche restante en una cacerola. Coloque la cacerola a fuego lento. Cuando la leche esté caliente, agregue la mezcla de harina y mezcle constantemente hasta que espese.
- Agregue el queso, la sal y todas las especias. Cocine hasta que el queso se derrita. Apagar el fuego. Vierta la salsa en la sartén de col rizada y mezcle bien.
- Coloque una capa de rodajas de calabaza en la cazuela. Extienda la mitad de la mezcla de col rizada sobre la calabaza.
- Repita el paso anterior una vez más.
- Espolvoree el pan rallado por encima. Mantenga el plato cubierto con papel de aluminio.
- Hornear en un horno precalentado a 350° F, durante aproximadamente 30-40 minutos o hasta que se dore por encima.
- Retirar del horno y enfriar un poco antes de servir.

Chili de Tres Frijoles con Pesto de Primavera

Tiempo de preparación: 10 minutos

Tiempo de cocción: 15 minutos

Cantidad de porciones: 8

Ingredientes:

- ½ taza + 2 cucharadas de aceite de oliva extra virgen, cantidad dividida
- 2 zanahorias, cortadas en cubitos
- Pimienta al gusto
- 1 cebolla morada grande, picada
- 2 latas (de 15.5 onzas cada una) de tomates cortados en cubitos con su líquido
- 2 latas (15.5 onzas cada una) de garbanzos, enjuagados, escurridos
- 2 latas (15.5 onzas cada una) de frijoles, enjuagados, escurridos

- 2 latas (15.5 onzas cada una) de frijoles cannellini, enjuagados y escurridos
- 6 cucharadas de piñones picados
- 2 dientes de ajo pequeños, pelados y picados
- ½ taza de perejil fresco de hoja plana, picado
- Sal al gusto
- 4 tazas de agua
- Pan crujiente para servir (opcional)

Instrucciones:

- Coloque una olla para sopa a fuego medio-alto. Agregar 2 cucharadas de aceite y esperar hasta que se caliente.
- Agregue las cebollas y las zanahorias y saltee hasta que las cebollas estén transparentes.
- Agregue los tomates, el agua, la sal, la pimienta, los garbanzos, los frijoles y los frijoles cannellini y revuelva. Cocinar.
- Para el pesto de primavera: En un tazón pequeño, mezcle el ajo, ½ taza de aceite, sal, pimienta, piñones y perejil.
- Servir la sopa en tazones. Divida el pesto de primavera entre los tazones y sírvalo con pan crujiente si lo desea.

Salteado de Verduras Glaseadas con Manzana y Edamame

Tiempo de preparación: 15 minutos

Tiempo de cocción: 30 minutos

Cantidad de porciones: 8

Ingredientes:

- 8 tazas de vegetales en cubos de su elección como calabaza, pimientos, apio, camote, papa o cualquier vegetal favorito de su elección
- 1 cebolla roja grande, cortada en trozos cuadrados de 1 pulgada, separar las capas
- 1 taza de agua
- 1 cucharadita de condimento Old Bay

- ½ taza de café marrón (opcional)
- 1 taza de puré de manzana
- 2 cucharaditas de jengibre molido
- 6 cucharadas de vinagre de vino de arroz o vinagre de sidra de manzana
- 4 cucharadas de salsa de soja o salsa hoisin
- 1 taza de frijoles edamame cocidos
- Sal al gusto
- ½ cucharadita de hojuelas de pimiento rojo
- 1 cucharadita de ajo picado
- Pimienta al gusto
- Aceite en aerosol para cocinar

Instrucciones:

- Coloque una sartén antiadherente grande o un wok a fuego alto y deje que la sartén se caliente. Engrase la sartén rociando un poco de aceite en aerosol.
- Agregue la cebolla y el ajo y cocine por un par de minutos. Agregue todas las verduras excepto el edamame y mezcle bien. Cocine tapado, hasta que estén suaves.
- Agregue agua, condimentos, especias, puré de manzana, vinagre y salsa de soja en un tazón y mezcle. Vierta en la sartén y mezcle hasta que esté bien cubierto.
- Baje el fuego a medio-bajo y cocine hasta que estén suaves.
- Agregar el edamame y mezclar. Calentar y servir.

Curry de Col Rizada, Edamame y Tofu

Tiempo de preparación: 15 minutos

Tiempo de cocción: 20 minutos

Cantidad de porciones: 8

Ingredientes:

- 2 cucharadas de aceite de oliva
- 8 dientes de ajo, pelados y rallados
- 2 chiles ojo de pájaro, sin semillas, en rodajas finas
- ½ cucharadita de pimienta de cayena

- 1 cucharadita de comino molido
- 1 cucharadita de cúrcuma en polvo
- 2 cucharaditas de pimentón
- 2 cucharaditas de sal o al gusto
- 1,1 libras de lentejas rojas secas, enjuagadas
- 3.5 onzas de frijoles edamame congelados
- 4 tomates, picados
- 2 manojos de col rizada, descartar los tallos duros y el centro, desgarrados
- 8 tazas de agua hirviendo
- 14 onzas de tofu firme, en cubos
- Jugo de 2 limas

Instrucciones:

- Coloque una olla pesada a fuego medio-bajo. Agregar el aceite. Cuando el aceite esté caliente, agregue las cebollas y cocine hasta que estén ligeramente suaves. Agregue el jengibre, el ajo y el chile y cocine por unos segundos hasta que esté fragante.
- Agregue las especias y la sal. Cocine unos segundos más y agregue las lentejas rojas.
- Agregue agua hirviendo y cocine por 10 minutos. Baje el fuego y cocine tapado hasta que las lentejas estén suaves.
- Agregue el edamame, los tomates y el tofu. Cocine hasta que los tomates estén suaves. Agregue el jugo de limón y la col rizada y cocine hasta que la col se marchite.
- Sirva caliente sobre arroz o quinoa cocidos calientes o trigo sarraceno.

Fideos Shirataki con Col Rizada y Garbanzos

Tiempo de preparación: 10 minutos

Tiempo de cocción: 10 minutos

Cantidad de porciones: 2

Ingredientes:

- 1 cucharada de aceite de oliva extra virgen
- ½ manojo grande de col rizada, deseche los tallos duros y el centro
- 1 paquete (8 onzas) de fideos shirataki
- Sal al gusto
- 2 dientes de ajo, pelados y picados
- Pimienta recién molida al gusto
- ½ lata (de una lata de 15 onzas) de garbanzos, enjuagados, escurridos
- 2 onzas de hongos shiitake, en rodajas gruesas
- 2 cucharadas de perejil picado
- ¼ de taza de salsa marinara

Instrucciones:

- Coloque una sartén de hierro fundido a fuego medio. Agregar el aceite y calentar. Una vez que el aceite esté caliente, agregue el ajo y cocine por unos segundos hasta que esté fragante.
- Agregue la col rizada y cocine por unos minutos hasta que esté blanda.
- Agregue los garbanzos, los champiñones, los fideos shirataki y la salsa marinara y caliente. Agregue sal y pimienta y mezcle bien.
- Espolvoree perejil encima y sirva.

Capítulo 9: Cena

Cuscús de Coliflor Especiado con Pollo

Tiempo de preparación: 15 minutos

Tiempo de cocción: 20 minutos

Cantidad de porciones: 2

Ingredientes:

- 2 tazas de floretes de coliflor picados
- Un manojo de perejil fresco de hoja plana
- 2 dientes de ajo, finamente picados
- ½ taza de cebollas rojas finamente picadas
- 2 cucharaditas de jengibre finamente picado
- 1/3 taza de tomates secados al sol
- 2 cucharadas de alcaparras
- 2 pechugas de pollo
- 4 cucharaditas de cúrcuma en polvo
- ½ taza de zanahorias finamente picadas
- 2 chiles ojo de pájaro, finamente picados
- 4 cucharadas de aceite de oliva extra virgen
- Jugo de limón

Instrucciones:

- Puede picar la coliflor en un procesador de alimentos.
- Coloque una sartén a fuego medio-alto. Agregar 2 cucharadas de aceite. Cuando el aceite esté caliente, agregue jengibre, ajo y chile y cocine por unos segundos hasta que esté fragante.
- Agregue la cúrcuma y cocine de 5 a 8 segundos. Agregue las zanahorias y la coliflor y cocine durante unos 2 minutos. Apagar el fuego.
- Transfiera a un bol. Agregue los tomates y el perejil y mezcle. Conservar caliente.
- Agregue el aceite restante en la sartén y deje que se caliente. Coloque el pollo en la sartén y cocine durante unos 6 minutos. Dale la vuelta al pollo y cocine de 5 a 6 minutos o hasta que esté bien cocido por dentro.
- Agregue las alcaparras, el jugo de limón y un poco de agua.
- Agregue la mezcla de coliflor y zanahoria y mezcle bien.
- Sirva.

Fideos de Pollo

Tiempo de preparación: 10 minutos

Tiempo de cocción: 30 minutos

Cantidad de porciones: 8 – 10

Ingredientes:

- 16 onzas de fideos de trigo sarraceno
- 2 pimientos morrones amarillos, cortados en cuadrados de ½ pulgada
- 6 dientes de ajo picados
- 2 cucharadas de aceite de oliva
- 6 tazas de salsa de tomate
- 2 cucharadas de albahaca fresca picada o 2 cucharaditas de albahaca seca
- 2 cucharadas de perejil fresco picado o 2 cucharaditas de perejil seco
- Pimienta al gusto

- 2 libras de pechuga de pollo deshuesada y sin piel, cortada en tiras
- 1 cebolla morada grande, picada en cuadrados de ½ pulgada, separe las capas
- Sal al gusto

Instrucciones:

- Siga las instrucciones del paquete y cocine los fideos de trigo sarraceno.
- Coloque una sartén grande a fuego medio. Agregue aceite y espere a que el aceite se caliente. Agregue las tiras de pollo y extiéndalo por toda la sartén y cocine sin mezclar, hasta que la parte inferior esté cocida. Voltee los lados y cocine el otro lado, sin mezclar.
- Agregue las verduras y mezcle bien. Cocine hasta que las verduras estén suaves. Agregue la salsa de tomate y cocine por 7-8 minutos.
- Agregue los fideos y mezcle bien.
- Sirva caliente.

Pechuga de Pollo Aromática con Col Rizada, Cebolla Roja y Salsa

Tiempo de preparación: 10 minutos

Tiempo de cocción: 20 minutos

Cantidad de porciones: 2

Ingredientes:

- onzas de pechugas de pollo deshuesadas y sin piel
- 2 cucharaditas de jugo de limón
- onzas de hojas de col rizada, picadas
- 2 cucharaditas de jengibre fresco picado
- 4 cucharaditas de cúrcuma en polvo
- 2 cucharadas de aceite de oliva extra virgen
- cebolla morada mediana, en rodajas
- onzas de granos de trigo sarraceno

Para la salsa:

- tomates, finamente picados
- chile, en rodajas
- cucharada de alcaparras
- cucharaditas de jugo de limón
- ¼ de taza de perejil picado
- Sal al gusto

Instrucciones;

- Para preparar la salsa: combine los tomates, el chile, las alcaparras, el jugo de limón, el perejil y la sal en un tazón y mezcle bien. Cubra y deje reposar por un tiempo para que se asienten los sabores.
- Espolvoree 2 cucharaditas de cúrcuma en polvo sobre el pollo. Rocíe jugo de limón y un poco por encima.
- Coloque una sartén refractaria a fuego medio. Agregue un poco de aceite. Cuando el aceite esté caliente, agregue el pollo y cocine hasta que esté ligeramente dorado.
- Coloque la sartén en un horno precalentado a 450° F y hornee por aproximadamente 20 minutos o hasta que esté bien cocido por dentro.
- Retire la sartén del horno y cubra sin apretar con papel de aluminio.
- Mientras tanto, cocine la col rizada al vapor durante 5 minutos en el aparato de cocción al vapor.
- También cocine los fideos de trigo sarraceno siguiendo las instrucciones del paquete, agregando la cúrcuma restante mientras cocina.
- Coloque una sartén a fuego medio. Agregue un poco de aceite. Cuando el aceite esté caliente, agregue la cebolla y el jengibre y cocine hasta que estén ligeramente suaves.
- Agregue la col rizada y cocine por un minuto.
- Sirva el pollo con verduras y acompañe con la salsa.

Pasta con Pollo y Calabaza

Tiempo de preparación: 10 minutos

Tiempo de cocción: 30 - 40 minutos

Cantidad de porciones: 2

Ingredientes:

- ½ libra de pollo molido
- cucharada de vinagre balsámico
- ½ cucharada de aceite de oliva, dividida
- ½ taza de pasta integral
- Pimienta al gusto
- hojas de albahaca fresca, en rodajas finas
- cucharadas de nueces picadas
- Sal al gusto
- ½ tazas de calabaza moscada en cubos, cortada en cubos de ½ "
- onzas de queso de cabra, desmigado
- ½ cucharadita de ajo picado
- 1/8 cucharadita de nuez moscada molida

Instrucciones:

- Coloque la calabaza moscada en una bandeja para hornear. Rocíe 1 cucharada de aceite y espolvoree sal y pimienta sobre la calabaza. Mezclar.
- Hornee la calabaza en un horno precalentado a 400° F, durante aproximadamente 30 minutos o hasta que esté suave.
- Cocine la pasta siguiendo las instrucciones del paquete.
- Coloque una sartén a fuego medio. Agregar ½ cucharada de aceite y esperar a que se caliente. Agregue el ajo y cocine hasta que se dore, mezclando con frecuencia.
- Agregue el pollo y cocine hasta que el pollo ya no esté rosado.
- Agregue las nueces, la nuez moscada y el vinagre.
- Cocine a fuego lento durante 1 - 2 minutos.
- Sirva el pollo sobre la pasta.

- Disperse la calabaza moscada y queso de cabra. Espolvoree albahaca encima.
- Servir.

Pollo Marsala

Tiempo de preparación: 10 minutos

Tiempo de cocción: 30 – 40 minutos

Cantidad de porciones: 8

Ingredientes:

- 8 pechugas de pollo deshuesadas y sin piel (6 onzas cada una)
- 20 onzas de champiñones cremini, en rodajas
- 2 dientes de ajo, pelados y en rodajas
- 1 taza de vino marsala
- 6 cucharadas de harina
- 2 chalotes grandes, picados
- Sal al gusto
- 1 taza de caldo de pollo
- Pimienta recién molida al gusto
- 4-5 cucharadas de aceite de oliva
- 2 cucharadas de perejil picado
- Espinacas salteadas para servir

Instrucciones:

- Coloque las pechugas de pollo entre 2 hojas de envoltura plástica y golpéelas con un mazo para carne hasta que tengan ½ pulgada de grosor.
- Espolvoree sal y pimienta sobre el pollo. Espolvorear harina sobre el pollo.
- Coloque una sartén grande a fuego medio. Agregue aproximadamente una cucharada de aceite y mueva la sartén para esparcir el aceite.
- Coloque tantas piezas de pollo como sea posible en la sartén. Dorar el pollo por ambos lados hasta que esté dorado. Retire el pollo de la sartén y colocar en un plato usando una espumadera.

- Cocine el pollo restante de la misma manera, agregando más aceite si es necesario.
- Agregue 2 cucharadas de aceite en la sartén. Cuando el aceite esté caliente, agregue los champiñones y cocine hasta que se doren.
- Agregue el ajo y las chalotas. Agregue sal y pimienta al gusto y saltee durante 1 a 2 minutos.
- Agregue vino, caldo y pollo junto con el jugo y cocine hasta que el líquido en la sartén sea la mitad de su cantidad original.
- Decore con perejil y sirva junto con espinacas salteadas o cualquier otra verdura salteada de su elección.

Brochetas de Pollo con Salsa Satay

Tiempo de preparación: 60 minutos

Tiempo de cocción: 30 minutos

Cantidad de porciones: 2

Ingredientes:

Para el pollo:

- o onzas de pechugas de pollo, picadas en trozos
- 1 cucharadita de aceite de oliva extra virgen
- 1 manojo de hojas de col rizada, descarte los tallos y el centro, en rodajas
- 2 cucharaditas de cúrcuma en polvo

Para la salsa satay:

- 2 cucharaditas de aceite de oliva extra virgen
- 1 cebolla morada mediana, cortada en cubitos
- 2 tallos de apio, en rodajas
- 2 cucharaditas de curry en polvo
- ½ taza de caldo de pollo
- 2 cucharadas de mantequilla de nueces o mantequilla de maní
- 1 ¼ tazas de leche de coco
- 2 cucharaditas de cúrcuma en polvo

- 2 dientes de ajo, pelados y picados
- Sal al gusto
- Un manojo de cilantro fresco picado

Para servir:

- 8 mitades de nueces, picadas, para decorar
- 3,5 onzas de trigo sarraceno

Instrucciones:

- Combine el aceite de oliva y la cúrcuma en polvo en un tazón. Agregue el pollo y mezcle hasta que el pollo esté bien cubierto con la mezcla. Cubra y deje reposar durante aproximadamente una hora.
- Mientras tanto, siga las instrucciones del paquete y cocine el trigo sarraceno. Agregue la col rizada y el apio durante los últimos 5 minutos de cocción.
- Prepare su parrilla y precaliéntela a fuego alto.
- Para hacer salsa satay: Coloque una sartén a fuego medio. Agregue aceite y deje calentar. Agregue la cebolla y el ajo y cocine por unos minutos hasta que las cebollas se tornen rosadas.
- Agregue la cúrcuma y el curry en polvo y cocine por unos segundos más.
- Vierta el caldo y la leche de coco y mezcle bien. Cuando la mezcla hierva, agregue la mantequilla de nueces. Mezclar hasta que esté bien combinado.
- Baje el fuego y cocine a fuego lento hasta que la salsa esté espesa. Apagar el fuego. Agregar el cilantro y mezclar.
- Mientras la salsa se espesa, inserte el pollo en 2 brochetas.
- Asar el pollo durante 10 minutos. Gire las brochetas cada 3-4 minutos.
- Coloque las brochetas en platos individuales para servir.
- Rocíe la salsa sobre las brochetas. Esparcir nueces encima y servir.

Filete de Pavo con Cuscús de Coliflor Picante

Tiempo de preparación: 10 minutos

Tiempo de cocción: 15 - 18 minutos

Cantidad de porciones: 2 - 3

Ingredientes:

- 2-3 filetes de pavo
- ½ cebolla morada, picada
- cucharada de cúrcuma molida
- Jugo de ½ limón
- Aceite de oliva, según sea necesario
- ½ coliflor, picada con una textura similar al cuscús
- Chile ojo de pájaro, picado
- Sal al gusto
- ½ taza de perejil picado
- diente de ajo, pelado y picado
- Pimienta al gusto

Instrucciones:

- Espolvoree sal, pimienta y jugo de limón sobre los filetes.
- Coloque una sartén a fuego medio. Agregar un poco de aceite y calentar. Agregue la cebolla, el ajo y el chile y cocine hasta que estén ligeramente rosados.
- Agregar la cúrcuma y la coliflor. Calentar. Apagar el fuego. Agregar el perejil.
- Cocine los filetes en una parrilla precalentada o en una sartén para parrilla.
- Divida el cuscús de coliflor en 2-3 platos. Cubra cada uno con un filete y sirva.

Hamburguesas de Pavo de Manzana

Tiempo de preparación: 15 minutos

Tiempo de cocción: 8 - 10 minutos

Cantidad de porciones: 2

Ingredientes:

- 1 manzana verde, sin corazón, pelada y cortada por la mitad
- 1 manojo de tomillo o salvia fresca, picada
- Pimienta al gusto
- ½ cucharadita de cebolla en polvo
- ¼ de cucharadita de ajo en polvo
- Sal al gusto
- 1 cucharadita de aceite de oliva
- ½ libra de pavo molido 93% magro
- Bollos de hamburguesa de trigo integral u hojas de lechuga para servir

Instrucciones:

- Rallar la mitad de la manzana y cortar la otra mitad en rodajas finas.
- Combine la manzana rallada, las especias, la sal, la salvia y el pavo en un tazón y mezcle bien.
- Prepare 2 porciones iguales de la mezcla. Forme hamburguesas.
- Coloque una sartén a fuego medio. Unte aceite en ambos lados de las hamburguesas y colóquelas en la sartén.
- Cocine hasta que la parte inferior esté dorada. Voltear las hamburguesas y cocinar el otro lado hasta que se doren.
- Sirva las hamburguesas sobre panecillos u hojas de lechuga. Coloque las manzanas en rodajas encima de las hamburguesas y sirva.

Sándwiches de Pavo con Mayonesa de Manzana y Nueces

Tiempo de preparación: 15 minutos

Tiempo de cocción: 4 minutos

Cantidad de porciones: 2

Ingredientes:

Para la mayonesa de nueces:

- 2 cucharadas de nueces finamente picadas
- 3-4 cucharadas de mayonesa
- ½ cucharada de mostaza de Dijon
- ½ cucharada de perejil fresco picado

Para los sándwiches:

- 4 rebanadas de pan integral
- ½ manzana verde, pelada, sin corazón, cortada en rodajas finas
- Pavo cocido en rodajas, según sea necesario
- Un manojo de rúcula

Instrucciones:

- Para preparar la mayonesa de nueces: combine las nueces, la mayonesa, la mostaza y el perejil en un bol.
- Unte mayonesa de nueces en un lado de las rebanadas de pan.
- Coloque la rúcula en 2 rebanadas de pan, por el lado de la mayonesa. Coloque encima las rodajas de pavo seguidas de las rodajas de manzana.
- Complete el sándwich cubriéndolo con las rebanadas de pan restantes, con la mayonesa hacia abajo.
- Cortar en la forma deseada y servir.

Pavo Salteado con Tomate y Cilantro

Tiempo de preparación: 10 minutos

Tiempo de cocción: 15 minutos

Cantidad de porciones: 2 - 3

- Ingredientes:
- ½ libra de pavo molido sin grasa
- ½ taza de cebolla roja o amarilla picada
- Pimienta al gusto
- 1 cucharadita de aceite de oliva

- 1 jalapeño o al gusto, picado
- ½ cucharada de ajo picado
- ¼ de taza de tomates picados
- ¼ de cucharadita de comino molido
- 2 cucharaditas de hojuelas de pimiento rojo
- ½ taza de cilantro fresco picado
- Sal al gusto
- Un manojo de hojas de perejil

Instrucciones:

- Coloque una sartén a fuego medio. Agregar aceite y esperar a que se caliente. Agregue el ajo y saltee durante aproximadamente un minuto hasta que se dore.
- Agregue la cebolla, los tomates, el jalapeño, el perejil y las hojuelas de pimiento rojo y cocine por 4-5 minutos.
- Agregue el pavo y cocine hasta que se dore, partiendo el pavo mientras se cocina.
- Agregue el cilantro, la sal y la pimienta y mezcle.
- Sirva caliente.

Filete con Salsa Chimichurri Picante

Tiempo de preparación: 15 minutos

Tiempo de cocción: 16 - 20 minutos

Cantidad de porciones: 3

Ingredientes:

- filete de solomillo de libra
- ¼ de cucharadita de pimienta o al gusto
- ¼ de cucharadita de ajo en polvo
- Sal al gusto
- ¼ de cucharadita de comino molido

Para la salsa chimichurri:

- 1 manojo de perejil fresco, finamente picado
- cucharada de chalota finamente picada
- Un puñado de mezcla primavera y de col rizada, finamente picada
- ¼ de taza de aceite de oliva
- 1/8 de cucharadita de sal o al gusto
- dientes de ajo, pelados y picados
- ½ cucharadita de miel
- ¼ de cucharadita de hojuelas de pimiento rojo triturado

Instrucciones:

- Para preparar la salsa chimichurri: agregue las verduras, la chalota, la sal, la miel y las hojuelas de pimiento rojo en un bol y mezcle bien. Cubra y deje reposar por unos minutos.
- Mientras tanto, prepare la parrilla y precaliente a fuego medio-alto.
- Espolvoree sal y especias por todo el filete y frótelo bien.
- Coloque el filete a la parrilla y cocine por 8 minutos. Voltear y cocinar durante 8 minutos a fuego medio - crudo o hasta el punto de cocción deseado.
- Retirar el filete de la parrilla y cúbralo con papel de aluminio y dejar reposar durante 15 minutos.
- Cortar en rodajas y dividir en platos. Unte la salsa chimichurri encima y sirva.

Ternera a la Brasa con Jugo de Vino Tinto, Aros de Cebolla, Col Rizada con Ajo y Papas Asadas a las Hierbas

Tiempo de preparación: 10 minutos

Tiempo de cocción: 1 hora 30 minutos

Cantidad de porciones: 2

Ingredientes:

- 7 onzas de papas peladas, cortadas en cubos de 1 pulgada
- 1 manojo de perejil fresco picado
- ½ onza de hojas de col rizada, picadas, deseche los tallos duros y el centro
- 2 filetes de filete de res (4 a 5 onzas cada uno) o filete de solomillo de 1 pulgada de grosor
- ¼ de taza de caldo de res
- Sal al gusto
- ½ cucharadita de maicena mezclada con 2 cucharadas de agua
- ½ cucharada de aceite de oliva extra virgen
- cebolla morada mediana, cortada en aros finos
- dientes de ajo, finamente picados
- Pimienta al gusto
- cucharadas de vino tinto
- 2 cucharaditas de puré de tomate

Instrucciones:

- Hierva agua en una cacerola a fuego alto. Agregue las papas y permita que hierva. Cocinar por 4 minutos. Escurrir en un colador.
- Transferir las papas a una fuente para hornear. Rocíe una cucharada de aceite sobre las papas y mezcle bien. Extiéndalo uniformemente.
- Hornear en un horno precalentado a 440° F, durante aproximadamente 30 a 40 minutos. Mezclar las patatas a intervalos de 10 minutos.
- Transfiera a un bol. Agregue el perejil y mezcle bien.
- Coloque una sartén a fuego medio. Agregue ½ cucharada de aceite. Cuando el aceite esté caliente, agregue la cebolla y cocine hasta que esté dorado. Transfiera a un bol.
- Cocine al vapor la col rizada en un aparato de cocción al vapor.
- Agregue ½ cucharada de aceite en la sartén. Agregue el ajo y cocine por unos segundos hasta que esté fragante. Agregue la col rizada y cocine por un par de minutos, hasta

que se vuelva ligeramente blanda. Apaga el fuego. Cubra y reserve.

- Coloque una sartén refractaria a fuego alto. Agregue el aceite restante y espere a que se caliente. Una vez que el aceite esté caliente, agregue los filetes y cúbralos con aceite, por ambos lados. Cocine de 3 a 4 minutos por cada lado. Apagar el fuego.
- Coloque la cacerola en un horno precalentado a 440° F y ase hasta que la carne esté cocida al punto deseado.
- Retire la sartén del horno. Colocar la carne a un lado en un plato.
- Vierta el vino tinto en la misma sartén. Desglasar la sartén. Coloque la sartén a fuego alto. Cocine hasta que el vino sea la mitad de su cantidad original.
- Agregue el caldo, el puré de tomate y dejar que hierva.
- Agregue la mezcla de harina de maíz. Continuar mezclando hasta que espese. Vierta los jugos cocidos del filete en la sartén.
- Sirva el bistec con papas, col rizada, salsa de vino y cebolla.

Orecchiette con Salchicha y Achicoria

Tiempo de preparación: 10 minutos

Tiempo de cocción: 20 – 25 minutos

Cantidad de porciones: 3

Ingredientes:

- ½ libra de Orecchiette
- ½ libra de salchicha italiana dulce, desechar el revestimiento
- ¼ de cucharadita de pimiento rojo triturado
- Sal al gusto
- 2 cucharadas de pecorino rallado + extra para decorar
- 2 cucharadas de aceite de oliva extra virgen
- 1 diente de ajo, pelado y en rodajas finas
- ½ libra de achicoria o escarola, picada
- ½ taza de caldo de pollo
- 1 manojo de hojas de menta fresca, picadas

Instrucciones:

- Cocine la pasta siguiendo las instrucciones del paquete, agregando sal mientras cocina.
- Coloque una sartén grande a fuego medio. Agregue una cucharada de aceite y dejar que se caliente.
- Una vez que el aceite esté caliente, agregue la salchicha y cocine hasta que se dore. Cortar mientras se cocina.
- Retire la salchicha con una espumadera y colóquela en un plato.
- Agregue una cucharada de aceite. Cuando el aceite esté caliente, agregue el ajo y el pimiento rojo y mezcle por unos segundos hasta obtener un agradable aroma.
- Agregue la achicoria y la sal y cocine tapado, hasta que se pongan blandas. Debería tomar un par de minutos.
- Destape y continúe cocinando hasta que estén suaves.
- Agregue la pasta, la salchicha, el queso y el caldo y cocine hasta que la salsa esté ligeramente espesa. Agregar la menta y mezclar.
- Sirva caliente.

Chili Con Carne

Tiempo de preparación: 15 minutos

Tiempo de cocción: 1 hora 30 minutos

Cantidad de porciones: 8

Ingredientes:

- 2 cebollas rojas, finamente picadas
- 4 chiles ojo de pájaro, finamente picados
- 2 pimientos rojos, cortados en cuadrados de 1 pulgada
- 6 dientes de ajo, finamente picados
- 2 cucharadas de aceite de oliva extra virgen
- 1.8 libras de carne de res magra y picada
- 4 latas (14.1 onzas cada una) de tomates picados
- ¼ de taza de vino tinto
- cucharadas de puré de tomate
- cucharadas de cúrcuma en polvo

- 2 cucharadas de cacao en polvo
- 2 cucharadas de comino molido
- Pimienta al gusto
- onzas de frijoles rojos enlatados o cocidos
- Un manojo de perejil fresco picado
- Un manojo de cilantro fresco picado
- tazas de caldo de res
- onzas de granos de trigo sarraceno
- Sal al gusto

Instrucciones:

- Coloque una olla a fuego medio. Agregar aceite y esperar a que se caliente. Agregue la cebolla, los chiles y el ajo y cocine hasta que estén ligeramente suaves.
- Agregue la cúrcuma y el comino.
- Después de 10 a 15 segundos, agregue la carne y suba el fuego a alto. Cocine hasta que se dore.
- Agregue el vino y desglasar la olla. Cocine hasta que el vino se reduzca a la mitad de su cantidad original.
- Agregue el pimiento, el cacao, el puré de tomate, los frijoles y los tomates y mezcle bien.
- Cocine tapado, a fuego lento durante aproximadamente una hora. Agregar un poco de agua si en algún momento encuentra que la mezcla es muy espesa.
- Mientras el chili hierve a fuego lento, siga las instrucciones del paquete y cocine el trigo sarraceno.
- Sirva el chili sobre trigo sarraceno.

Tajine de Cordero, Calabaza y Dátil

Tiempo de preparación: 15 minutos

Tiempo de cocción: 1 hora 30 minutos

Cantidad de porciones: 8

Ingredientes:

- 4 cucharadas de aceite de oliva
- 2 pulgadas de jengibre, pelado y rallado
- 2 cucharaditas de hojuelas de chile
- 2 ramas de canela
- 3.5 libras de filete de cuello de cordero, cortado en trozos pequeños
- 7 onzas de dátiles medjool, sin hueso, picados
  - libras de calabaza, cortada en cubos de ½ pulgada
- 1 manojo de cilantro fresco, picado + extra para servir
- 2 cebollas rojas, en rodajas
- 6 dientes de ajo rallados
- 4 cucharaditas de semillas de comino
- 4 cucharaditas de cúrcuma en polvo
- Sal al gusto
- 2 latas (14 onzas cada una) de tomates picados
- 1 lata de agua
- 2 latas (14.1 onzas cada una) de garbanzos, escurridos

Para servir: a su elección

- Alforfón cocido
- Cuscús
- Arroz
- Pan plano

Instrucciones:

- Coloque una sartén refractaria con tapa adecuada o una olla a fuego medio. Agregar 4 cucharadas de aceite y esperar a que se caliente. Una vez que el aceite esté caliente, agregue la cebolla y cocine tapado hasta que se ablande.
- Agregue el jengibre, el ajo y todas las especias. Cocine por unos segundos hasta que esté fragante. Agregue 2 - 3 cucharadas de agua si las especias se están quemando.
- Agregue el cordero. Mezcle hasta que el cordero esté bien cubierto con la mezcla de especias.

- Agregue los dátiles, los tomates y el agua y mezcle bien. Cuando empiece a hervir, apague el fuego.
- Cubra la olla y coloque la sartén en un horno precalentado a 440° F, y hornee durante aproximadamente 80 a 90 minutos o hasta que el cordero esté bien cocido. Agregue la calabaza y los garbanzos durante los últimos 30 minutos de cocción.
- Agregue el cilantro y mezcle.
- Sirva con cualquiera de las opciones para servir.

Chili de Cordero y Frijoles Negros

Tiempo de preparación: 10 minutos

Tiempo de cocción: 1 hora 30 minutos

Cantidad de porciones: 4

Ingredientes:

- ¾ libra de cordero molido magro
- 1 diente de ajo picado
- ½ taza de vino tinto seco
- 1 cucharadita de comino molido
- Sal al gusto
- Salsa picante al gusto (opcional)
- ½ taza de cebolla morada picada
- 1 lata (14.1 onzas) de tomates enteros, con su líquido, picados
- ½ cucharada de chile en polvo
- 1 cucharadita de orégano seco
- 1 ½ latas (15 onzas cada una) de frijoles negros, escurridos
- ½ cucharadita de azúcar
- Ramitas de cilantro fresco (opcional)

Instrucciones:

- Coloque una olla a fuego medio. Agregue el cordero, la cebolla y el ajo y saltee hasta que se doren. Cortar mientras mezcla.

- Retire la mezcla con una espumadera y colóquela en un plato forrado con toallas de papel. Deseche la grasa restante en la sartén. Limpiar la olla.
- Coloque la olla a fuego medio. Agregue los tomates, las especias, el orégano y la sal y mezcle. Calentar bien.
- Baje el fuego y cocine tapado, durante una hora. Agregue los frijoles y la salsa picante y mezcle.
- Tape y cocine a fuego lento durante unos 30 minutos.
- Espolvoree cilantro encima y sirva.

Quiche de Tomate, Tocino y Rúcula con Corteza de Camote

Tiempo de preparación: 15 minutos

Tiempo de cocción: 50 minutos

Cantidad de porciones: 8

Ingredientes:

- 4 tazas de camote o ñame rallado
- Sal al gusto
- 1 cebolla morada picada
- 2 puñados grandes de rúcula baby
- 12 huevos
- 2 cucharadas de aceite de oliva
- 8 rebanadas de tocino, picado
- 16 tomates cherry, en cuartos
- 6 dientes de ajo, picados
- Pimienta al gusto
- 1 cucharada de mantequilla o ghee

Instrucciones:

- Para hacer las cortezas de camote: Puede rallar los camotes en un rallador de caja o en el procesador de alimentos.
- Exprima el exceso de humedad de los camotes.
- Engrase 2 moldes para pasteles (de 9 pulgadas cada uno) con un poco de aceite de oliva.

- Agregue la mantequilla, la pimienta y la sal en el tazón de camotes y mezcle bien. Presione la mezcla en el fondo y un poco en los lados del molde para pastel.
- Hornee las cortezas en un horno precalentado a 450° F, durante aproximadamente 20 minutos o hasta que estén doradas en los bordes.
- Retire las cortezas del horno.
- Mientras tanto, coloque una sartén a fuego medio. Agregue el tocino y cocine hasta que esté crujiente. Retire el tocino con una espumadera y colóquelo en un plato forrado con toallas de papel. Deseche la grasa.
- Agregue el aceite restante en la sartén. Una vez que el aceite esté caliente, agregue las cebollas y saltee hasta que se ablande.
- Agregue los tomates y la rúcula y cocine hasta que los tomates estén ligeramente suaves.
- Agregue el ajo y cocine durante aproximadamente medio minuto. Apagar el fuego. Dejar enfriar un tiempo.
- Mientras tanto, rompa los huevos en un bol. Agregar sal y pimienta y batir bien.
- Agregue las verduras y el tocino ligeramente enfriados y mezcle.
- Divida la mezcla de huevo en partes iguales y vierta sobre la corteza de camote horneada.
- Coloque las cortezas en el horno y hornee hasta que los huevos estén listos.
- Dejar reposar durante 10 minutos.
- Cortar cada uno en 4 gajos y servir.

Guiso de Lentejas y Chorizo

Tiempo de preparación: 10 minutos

Tiempo de cocción: 45 – 50 minutos

Cantidad de porciones: 8

Ingredientes:

- 2 cucharadas de aceite de oliva
- 2 cebollas rojas, finamente picadas

- 2 pimientos rojos, en rodajas
- 2 ½ tazas de caldo
- 2 paquetes (14.1 onzas cada uno) de salchichas
- 4 dientes de ajo machacados
- 1,1 libras de lentejas, enjuagadas
- Sal al gusto
- 1 taza de vino tinto
- Pimienta recién molida al gusto

Instrucciones:

- Coloque una olla grande a fuego medio. Agregar el aceite. Cuando el aceite esté caliente, agregue las salchichas y cocine hasta que se dore. Retire las salchichas con una espumadera y colóquelas en un plato.
- Agregue la cebolla, el ajo y la pimienta en la olla y cocine hasta que estén ligeramente blandos.
- Agregue el caldo, el vino, las lentejas y las salchichas. Dejar que la mezcla hierva.
- Baje el fuego y cocine hasta que las lentejas estén blandas y las salchichas bien cocidas.
- Agregue sal y pimienta al gusto.
- Sirva sobre arroz o con pan crujiente.

Tofu y Cerdo al Estilo Chino con Bok Choy

Tiempo de preparación: 15 minutos

Tiempo de cocción: 10 – 12 minutos

Cantidad de porciones: 2

Ingredientes:

- 7 onzas de tofu firme, picado en cubos de 1 ½ pulgada
- ½ libra de carne de cerdo picada
- ¼ taza de caldo de pollo
- ½ cucharada de puré de tomate
- ½ cucharada de salsa de soya
- Jengibre de 1 pulgada, pelado y rallado
- 1 chalota pequeña, picada

- ½ cucharada de aceite de oliva
- 3,5 onzas de Bok Choy
- ½ taza de perejil picado
- ½ cucharada de harina de maíz mezclada con ½ cucharada de agua
- ½ cucharada de vino de arroz
- ½ cucharadita de azúcar morena
- 2 dientes de ajo pequeños, pelados y triturados
- 1,75 onzas de hongos shiitake, en rodajas
- 1.75 onzas de brotes de soya
- Sal al gusto

Instrucciones:

- Coloque el tofu sobre capas de toallas de papel. Coloque más toallas de papel encima del tofu. Deje que permanezca así durante unos minutos para que se escurra la humedad adicional.
- Combine la mezcla de maicena, caldo, puré de tomate, jengibre, ajo, salsa de soya, vino de arroz y azúcar morena en un tazón.
- Coloque una sartén a fuego alto. Agregue aceite y espere a que el aceite se caliente. Una vez caliente, agregue los champiñones y cocine por un par de minutos o hasta que estén cocidos. Con una espumadera, retire los champiñones de la sartén.
- Agregue el tofu a la sartén y cocine hasta que esté dorado por todas partes. Retire el tofu con una espumadera y colóquelo en un plato.
- Agregue el Bok Choy y la chalota a la sartén y cocine por un par de minutos. Agregue la carne de cerdo y cocine hasta que la carne esté bien cocida.
- Agregue los brotes de soya, el tofu y los champiñones y caliente.
- Agregue el perejil y mezcle bien. Apagar el fuego.

Salmón al Horno con Cúrcuma

Tiempo de preparación: 10 minutos

Tiempo de cocción: 20 minutos

Cantidad de porciones: 2

Ingredientes:

- 2 filetes de salmón sin piel
- 2 cucharaditas de cúrcuma en polvo
- 2 cucharaditas de aceite de oliva extra virgen
- 4.2 onzas de lentejas verdes cocidas o enlatadas
- 2 chiles ojo de pájaro, finamente picados
- 2 cucharaditas de curry suave en polvo
- 1 taza de caldo de pollo
- Jugo de ½ limón
- 1 cebolla morada mediana, finamente picada
- 2 dientes de ajo, pelados y finamente picados
    - o onzas de apio, cortado en trozos de 1 pulgada
- 2 tomates cortados en gajos
- 2 cucharadas de perejil picado

Instrucciones:

- Coloque una sartén a fuego medio-bajo. Agregar aceite y esperar a que se caliente. Una vez que el aceite esté caliente, agregue la cebolla, el jengibre, el ajo, el apio y el chile y saltee hasta que estén ligeramente blandos.
- Agregue el curry en polvo. Continuar mezclando durante unos segundos.
- Agregue los tomates, las lentejas y el caldo. Cocinar aproximadamente 10 minutos. Agregar el perejil y mezclar. Apagar el fuego.
- Mientras tanto, combine el jugo de limón, el aceite y la cúrcuma en polvo en un tazón y unte esta mezcla sobre el salmón. Incorporar con el salmón.
- Coloque el salmón en un recipiente para hornear.

- Hornee las cortezas en un horno precalentado a 400° F, por alrededor de 8 a 10 minutos o hasta que estén bien cocidas.
- Sirva la mezcla de lentejas con salmón.

Langostinos Arrabbiata

Tiempo de preparación: 10 minutos

Tiempo de cocción: 25 – 30 minutos

Cantidad de porciones: 2

Ingredientes:

- 10 onzas de langostinos crudos o cocidos
- 2 cucharadas de aceite de oliva extra virgen
- 4.6 onzas de pasta de trigo sarraceno

Para la salsa Arrabbiata:

- 1 cebolla morada mediana, finamente picada
- 1 tallo de apio, finamente picado
- 2 cucharaditas de hierbas mixtas secas
- 4 cucharadas de vino blanco (opcional)
- 2 cucharadas de perejil picado
- 2 dientes de ajo, pelados y finamente picados
- 2 chiles ojo de pájaro, finamente picados
- 2 cucharaditas de aceite de oliva extra virgen + extra para rociar
- 2 latas (14.1 onzas cada una) de tomates picados

Instrucciones:

- Coloque una sartén a fuego medio-bajo. Agregar aceite y esperar a que se caliente. Una vez que el aceite esté caliente, agregue la cebolla, el apio, el ajo, las hierbas mixtas secas y el chile a fuego medio-bajo.
- Cocine por un par de minutos. Agregar el vino y dejar cocer durante un par de minutos a fuego medio.

- Baje el fuego una vez más a medio-bajo y agregue los tomates. Cocine tapado durante unos 25 minutos, mezclando ocasionalmente.
- Mientras tanto, siga las instrucciones del paquete y cocine la pasta hasta que esté al dente. Escurrir y volver a colocar en la olla.
- Rocíe un poco de aceite sobre la pasta. Mezclar.
- Agregue los langostinos crudos a la salsa y mezcle. Cocine a fuego lento hasta que estén cocidos.
- Agregue el perejil. Agregue los langostinos cocidos si los usa, junto con el perejil y mezcle.
- Agregue la pasta y mezcle suavemente.
- Sirva caliente.

Salteado de Langostino Asiático con Fideos de Alforfón

Tiempo de preparación: 10 minutos

Tiempo de cocción: 45 minutos

Cantidad de porciones: 4

Ingredientes:

- 21 onzas de langostinos crudos sin cáscara, desvenados
- 8 cucharaditas de aceite de oliva extra virgen
- 4 chiles ojo de pájaro, finamente picados
- 2 cebollas rojas medianas, en rodajas finas
  - o onzas de ejotes, picados
- 2 tazas de caldo de pollo
- 8 cucharaditas de salsa de soya o tamari
- 10.6 onzas de fideos de trigo sarraceno
- 4 cucharaditas de jengibre fresco finamente picado
- 4 dientes de ajo, pelados y finamente picados
- 4 tallos de apio, en rodajas finas
- 7 onzas de col rizada, deseche los tallos duros el centro, corte las hojas
- 2 puñados de apio picado

Instrucciones:

- Coloque una sartén grande a fuego alto. Agregar 2 cucharaditas de aceite, tamari y langostinos. Sofreír durante aproximadamente 3 minutos.
- Retire los langostinos de la sartén y colóquelos en un plato. Limpiar la sartén con toallas de papel. Vuelva a colocar la sartén a fuego medio-alto. Agregar el aceite restante y dejar que se caliente.
- Para cocinar los fideos: Siga las instrucciones del paquete y cocine los fideos.
- Agregue ajo, jengibre, apio, chile, apio, frijoles y col rizada en la sartén. Sofreír durante un par de minutos.
- Agregue el caldo. Cocine hasta que las verduras estén crujientes.
- Agregue los langostinos, las hojas de apio y los fideos.
- Cuando empiece a hervir, apague el fuego.
- Sirva en tazones.

Fletán con Corteza de Nuez y Dijon

Tiempo de preparación: 15 minutos

Tiempo de cocción: 20 minutos

Cantidad de porciones: 2

Ingredientes:

- ¼ de taza de nueces trituradas
- 1 cucharada de harina para todo uso
- 1 huevo pequeño, ligeramente batido
- Sal al gusto
- 2 cucharaditas de aceite de oliva
- 1 cucharada de tomillo fresco picado
- ½ cucharada de mostaza de Dijon
- 2 filetes de fletán (6 onzas cada uno)
- Pimienta al gusto
- Rodajas de limón para servir

Instrucciones:

- Agregue las nueces y el tomillo en un tazón poco profundo y mezcle. Agregue harina en otro tazón.
- Agregue la mostaza de Dijon, el huevo en un tercer tazón y bata bien.
- Espolvoree harina en la parte superior de los filetes. Sumerja la parte enharinada de los filetes en la mezcla de huevo. Escurra el huevo extra. Condimentar con sal y pimienta.
- Drenar con la mezcla de nueces.
- Coloque una sartén para horno a fuego medio. Agregar aceite y esperar a que se caliente.
- Una vez que el aceite esté caliente, coloque los filetes en la sartén, con el lado de la nuez tocando el fondo de la sartén.
- Cuando las nueces se doren, darles la vuelta. Apagar el fuego.
- Coloque la sartén en un horno precalentado a 400° F, durante aproximadamente 5 a 6 minutos o hasta que esté bien cocido y se desmenuce al pincharlo con un tenedor.
- Sirva el fletán con la corteza de nueces con rodajas de limón.

Salmón Griego

Tiempo de preparación: 30 minutos

Tiempo de cocción: 20 minutos

Cantidad de porciones: 4

Ingredientes:

Para la cobertura:

- 2 cucharadas de aceite de oliva extra virgen
- 2 dientes de ajo pequeños, pelados y picados
- ¼ de cucharadita de hojuelas de pimiento rojo
- ½ taza de queso feta en cubos
- 2 cucharadas de aceitunas kalamata en rodajas
- 1 cebolla morada pequeña, picada
- Jugo de limón

- ½ cucharadita de orégano seco
- Pimienta recién molida al gusto
- ½ taza de tomates cherry cortados a la mitad
- 2 cucharadas de pepino persa picado
- 1 cucharada de eneldo fresco picado

Para el salmón:

- ½ limón, cortado en rodajas finas y redondas
- 2 filetes de salmón, secos
- Pimienta recién molida al gusto
- ½ cebolla morada pequeña, en rodajas
- Sal al gusto

Instrucciones:

- Agregue aceite, ajo, jugo de limón, hojuelas de pimiento rojo, pimienta y orégano en un bol y mezcle bien.
- Agregue el queso feta. Cubra y enfríe durante 10 minutos.
- Para el salmón: Tome un recipiente para hornear y coloque las rodajas de limón y de cebolla.
- Coloque el salmón en el plato, con la piel sobre la cebolla y las rodajas de limón.
- Espolvoree sal y pimienta sobre el salmón.
- Hornee en un horno precalentado a 375° F, por alrededor de 18 a 20 minutos o hasta que esté bien cocido y se desmenuce al pincharlo con un tenedor.
- Para hacer la cobertura: agregue todas las verduras y el eneldo en el tazón de queso feta y mezcle ligeramente.
- Para servir: Coloque el salmón sobre la cebolla y las rodajas de limón en platos individuales para servir. Esparcir la cobertura sobre el salmón y servir.

Saag Paneer Fresco

Tiempo de preparación: 10 minutos

Tiempo de cocción: 20 minutos

Cantidad de porciones: 4

Ingredientes:

- 4 cucharaditas de aceite de oliva
- Sal al gusto
- 2 pulgadas de jengibre fresco, pelado y cortado en juliana
- 2 chiles verdes, sin semillas, finamente cortados
- 14.1 onzas de paneer (requesón), cortado en cubos de 1 pulgada
- 2 cebollas rojas picadas
- 2 dientes de ajo, pelados y en rodajas finas
- 4 tomates, picados
- Pimienta recién molida al gusto
- 1 cucharadita de cilantro molido
- ½ cucharadita de cúrcuma en polvo
- 1 cucharadita de sal o al gusto
- 1 cucharadita de comino molido
- 1 cucharadita de chile en polvo suave
- 1 manojo grande de espinacas picadas
- 1 manojo grande de cilantro fresco picado
- 1 manojo grande de perejil fresco picado

Instrucciones:

- Coloque una sartén grande con una tapa adecuada a fuego alto. Agregar aceite y esperar a que se caliente.
- Espolvoree sal y pimienta sobre el paneer (puede usar tofu en lugar de paneer) y agregue a la sartén. Cocine en partes si es necesario.
- Cocine hasta que esté dorado por todas partes. Mezcle con frecuencia. Con una espumadera, retire el paneer y colóquelo en un plato forrado con toallas de papel.
- Baje el fuego a medio y cocine las cebollas en la misma sartén, hasta que estén blandas. Agregue el ajo, el jengibre y el chile. Cocine durante aproximadamente un minuto, hasta que obtenga un agradable aroma.
- Agregue los tomates. Tape la sartén y cocine a fuego lento, por otros 5 minutos.

- Agregue todas las especias y cocine por unos segundos hasta obtener un aroma agradable. Evitar quemar las especias.
- Agregue todas las verduras a la sartén (espinacas, cilantro y perejil) y mezcle bien. Cocine tapado durante aproximadamente 5 a 6 minutos hasta que las verduras se marchiten. Apagar el fuego.
- Licue con una licuadora de inmersión hasta que quede suave. Este paso es opcional.
- Agregue el paneer a la sartén y caliente. Pruebe y agregue sal si es necesario.
- Sirva sobre arroz o quinoa o con chapatti (pan plano)

Hot Pot Asiático

Tiempo de preparación: 15 minutos

Tiempo de cocción: 15 - 18 minutos

Cantidad de porciones: 4

Ingredientes:

- 2 cucharaditas de puré de tomate
- 1 manojo grande de cilantro con tallos, finamente picado, mantenga los tallos separados
- 1 manojo grande de perejil con tallos, finamente picado, mantenga los tallos separados
- 4 tazas de caldo de pollo
- 1 taza de floretes de brócoli
- 7 onzas de langostinos mediterráneo crudos
- 3,5 onzas de fideos de arroz
- 1.4 onzas de jengibre para sushi, picado
- 2 anís estrellado, triturado
- Jugo de lima
- 1 zanahoria, cortada en palitos
- 3.5 onzas de brotes de soya
- 7 onzas de tofu firme, picado
- 3.5 onzas de castañas de agua cocidas, escurridas
- 2 cucharadas de pasta de miso

Instrucciones:

- Agregue el caldo, el puré de tomate, el jugo de lima, el anís estrellado y los tallos de cilantro y perejil en una sartén grande.
- Coloque la sartén a fuego medio. Cuando la mezcla hierva, baje el fuego y cocine por 10 minutos.
- Agregue las verduras, el tofu, las gambas, las castañas de agua y los fideos y mezcle.
- Bajar el fuego. Apagar el fuego una vez que los langostinos estén cocidos.
- Agregue el jengibre para sushi y la pasta de miso y mezcle.
- Decore con perejil y hojas de cilantro y sirva.

Bol de Quinoa y Pesto de Col Rizada con Huevos Escalfados

Tiempo de preparación: 15 minutos

Tiempo de cocción: 20 - 25 minutos

Cantidad de porciones: 2

Ingredientes:

Para el pesto de col rizada:

- ½ manojo de col rizada, descartar los tallos y el centro, desgarrado
- 3 cucharadas de nueces
- 1 cucharada de queso parmesano rallado
- 1 ½ cucharada de aceite de oliva extra virgen
- 2 dientes de ajo pequeños, pelados
- 1 cucharada de jugo de limón
- 1 cucharada de queso romano rallado
- 2 cucharadas de agua o más si es necesario

Para el bol de quinoa:

- ½ taza de quinoa, enjuagada
- Ralladura de ½ limón
- 2 huevos

- 2 cucharaditas de perejil picado
- 1 cucharada de jugo de limón
- 1 cucharada de nueces picadas
- Hojuelas de pimiento rojo al gusto
- Sal al gusto
- ½ cucharada de aceite de oliva

Instrucciones:

- Para preparar el pesto de col rizada: Escaldar la col rizada en una olla con agua hirviendo durante 3 minutos con sal y ajo. Retirar con pinzas y colocar en un colador. Cuando esté lo suficientemente fría como para manipularlo, presione un poco del líquido de la col rizada.
- Coloque la col rizada, las nueces, el jugo de limón y el ajo en una licuadora y mezcle hasta que tenga una textura gruesa. Agregue parmesano, hojuelas de pimiento rojo, parmesano y queso Romano y mezcle hasta que estén bien combinados.
- Con el procesador de alimentos en funcionamiento, vierta agua a través del tubo alimentador hasta alcanzar la consistencia deseada, se prefiere cremosa.
- Vierta en un bol y agregue aceite de oliva. Mezcle hasta que esté bien combinado.
- Coloque una sartén a fuego medio-alto. Agregar el aceite. Cuando el aceite esté caliente, agregue la quinoa y saltee durante un minuto o hasta que se seque.
- Vierta agua y sal al gusto y mezcle bien. Cuando llegue a hervir, reduzca el fuego a fuego lento y cocine tapado hasta que se seque. Apague el fuego y déjelo reposar tapado durante aproximadamente 5 minutos.
- Destape y separe la quinoa con un tenedor.
- Mientras la quinoa se enfría, escalfar los huevos. Puede utilizar el agua cocida de la col rizada para escalfar.
- Agregue sal, pimienta, jugo de limón y pesto de col al gusto y mezcle.
- Sirva la quinoa en tazones decorados con ralladura de limón, hojuelas de pimiento rojo, nueces y cubiertos con huevo.

Lentejas Puy Estofadas

Tiempo de preparación: 10 minutos

Tiempo de cocción: 1 hora 30 minutos

Cantidad de porciones: 2

Ingredientes:

- 16 tomates cherry, cortados por la mitad
- 3 onzas de cebolla morada, en rodajas finas
- 2 tallos de apio, en rodajas finas
- 2 dientes de ajo, finamente picados
- 1 zanahoria mediana, pelada y en rodajas finas
- 2 cucharaditas de tomillo seco
- 2 cucharaditas de pimentón
- 4 cucharaditas de aceite de oliva extra virgen
- 2 tazas de caldo de verduras
  - onzas de lentejas puy, enjuagadas
- 3.5 onzas de col rizada, picada
- 1 manojo grande de rúcula
- 2 cucharadas de perejil picado

Instrucciones:

1. Extienda los tomates en un recipiente para hornear.

2. Hornee en un horno precalentado a 250° F, durante aproximadamente 30-35 minutos.

3. Coloque una cacerola a fuego medio-bajo. Agregar 2 cucharaditas de aceite de oliva y esperar a que el aceite se caliente. Una vez que el aceite esté caliente, agregue la cebolla, el apio, el ajo y la zanahoria y saltee por un par de minutos.

4. Agregue el tomillo y el pimentón y mezcle bien. Cocine durante 40 a 50 segundos hasta que esté fragante.

5. Agregue las lentejas y el caldo. Cuando empiece a hervir, baje el fuego y cocine tapado hasta que estén blandas. Mezcle con frecuencia. Agregue un poco de agua si encuentra que el líquido de la cacerola se está secando.

6. Agregue la col rizada y cocine hasta que la col se marchite. Agregue el perejil y los tomates y mezcle bien.

7. Sirva la rúcula en 2 platos individuales. Vierta una cucharadita de aceite en cada plato y sirva con las lentejas puy.

Papas al Horno con Estofado Picante de Garbanzos

Tiempo de preparación: 10 minutos

Tiempo de cocción: 60 minutos

Cantidad de porciones: 2 - 3

Ingredientes:

- 2-3 patatas para hornear
- cebolla morada, finamente picada
- ½ pulgada de jengibre fresco, pelado y rallado
- cucharada de semillas de comino
- Agua, según sea necesario
- cucharada de cacao en polvo sin azúcar
- pimiento amarillo, cortado en trozos cuadrados de 1 pulgada
- Sal al gusto
- cucharada de aceite de oliva
- Pimienta al gusto
- dientes de ajo, pelados, rallados
- cucharadita de hojuelas de chile rojo o al gusto
- cucharada de cúrcuma en polvo
- lata (14.1 onzas) de tomates picados
- lata (14.1 onzas) de garbanzos con su líquido
- cucharada de perejil picado + extra para decorar

Instrucciones:

- Pinche las patatas por todas partes, con un tenedor. Colocar en una bandeja para hornear.
- Ase las papas en un horno precalentado a 400° F durante aproximadamente 50 a 60 minutos o hasta que estén bien cocidas.
- Para el estofado de garbanzos: Coloque una olla sopera a fuego medio. Agregar el aceite. Cuando el aceite esté caliente, agregue el comino. Cuando el comino crepite, agregue la cebolla y cocine hasta que esté transparente.
- Agregue el jengibre, el ajo y el chile. Baje el fuego y cocine por un par de minutos, hasta que esté fragante.
- Agregue la cúrcuma. Agregue un par de cucharadas de agua si es necesario.
- Agregue los tomates, los garbanzos, el pimiento, el cacao, la sal, la pimienta y el perejil y mezcle bien. Tape y cocine por aproximadamente 30 minutos.
- Sirva sobre papas al horno.

Dhal de Col Rizada y Cebolla Morada con Trigo Sarraceno

Tiempo de preparación: 10 minutos

Tiempo de cocción: 30 minutos

Cantidad de porciones: 8

Ingredientes:

- 3 onzas de lentejas rojas, enjuagadas
- 2 cucharadas de aceite de oliva o mantequilla o ghee
- ½ cucharadita de ajo picado
- 1 cucharadita de jengibre fresco finamente picado
- Sal al gusto
- ½ taza de agua
- ½ cebolla morada pequeña, finamente picada
- ½ chile ojo de pájaro, en rodajas
- 1 cucharadita de cúrcuma en polvo
- 1 cucharadita de garam masala

- 1 taza de leche de coco
- Un puñado de col rizada
- Granos de trigo sarraceno cocidos o arroz integral para servir

Instrucciones:

- Coloque una sartén a fuego medio. Agregar el aceite. Cuando el aceite esté caliente, agregue la cebolla y cocine hasta que esté transparente. Agregue el jengibre, el ajo y el chile ojo de pájaro y mezcle durante unos segundos hasta que esté fragante.
- Agregue el garam masala y la cúrcuma. Agregue un poco de agua y mezcle por un minuto.
- Agregar las lentejas, el agua y la leche de coco. Cocine tapado hasta que estén blandas. Agregar más agua si las lentejas no están cocidas y no queda líquido en la sartén. El dhal cocido debe tener una consistencia fluida.
- Agregue sal y pruebe. Agregue la col rizada y cubra la sartén. Cocine a fuego lento durante unos minutos más.
- Sirva sobre arroz cocido caliente o con chapatti (un tipo de pan plano).

Estofado de Frijoles Toscanos

Tiempo de preparación: 15 minutos

Tiempo de cocción: 30 – 40 minutos

Cantidad de porciones: 8

Ingredientes:

- 4 cucharadas de aceite de oliva extra virgen
- 1 zanahoria grande, pelada y finamente picada
- 4 dientes de ajo, finamente picados
- 4 cucharaditas de hierbas provenzales
- 4 latas (14.1 onzas cada una) de tomates italianos picados
- 2 latas (14.1 onzas) de frijoles mixtos
- 4 cucharadas de perejil picado
- Pimienta al gusto
- 1 cebolla morada mediana, finamente picada

- Sal al gusto
- 2 tallos de apio finamente picados
- 2 chiles ojo de pájaro, finamente picados
- 4 tazas de caldo de verduras
- 4 cucharaditas de puré de tomate
- 10 hojas grandes de col rizada, descartar el tallo duro el centro, picadas
- 5.6 onzas de granos de trigo sarraceno

Instrucciones:

- Coloque un horno holandés o una olla pesada a fuego medio. Agregar aceite y calentar. Cuando el aceite esté caliente, agregue la cebolla, el apio, el chile, la zanahoria, el ajo y las hierbas provenzales y mezcle bien.
- Cocine de 3 a 4 minutos.
- Agregue el caldo, el puré de tomate y los tomates. Cuando comience a hervir, agregue los frijoles y cocine por 25 a 30 minutos.
- Agregue la col rizada y cocine hasta que la col se marchite. Agregar el perejil y el chile ojo de pájaro.
- Para cocinar trigo sarraceno: siga las instrucciones del paquete y cocine el trigo sarraceno. Preparar el trigo sarraceno 15 minutos antes de servir.
- Sirva el estofado sobre trigo sarraceno.

Vino y Queso a la Parrilla

Tiempo de preparación: 15 minutos

Tiempo de cocción: 10 – 12 minutos

Cantidad de porciones: 2

Ingredientes:

- 4 rebanadas de pan francés
- 1 cebolla morada picada
- ¼ de cucharadita de tomillo seco
- 6 cucharadas de vino tinto
- 2 - 4 cucharadas de mantequilla

- 2 dientes de ajo, pelados y picados
- 2 cucharadas de harina
- 1 taza de queso gruyere rallado

Instrucciones:

- Coloque una sartén a fuego medio. Agregar la mantequilla y esperar a que se derrita. Agregue la cebolla y cocine hasta que esté ligeramente suave.
- Agregue el ajo y las hierbas secas y cocine durante aproximadamente un minuto.
- Agregue la harina y mezcle hasta que esté bien combinado. Vierta el vino y mezcle constantemente hasta que la mezcla esté espesa y el vino se haya secado. Debe ser lo suficientemente grueso como para cubrir el dorso de una cuchara.
- Apague el fuego y esparza la mezcla por un lado de cada rebanada de pan.
- Unte el queso en 2 de las rebanadas de pan. Cubra con las rebanadas de pan restantes, con el lado de la salsa hacia abajo.
- Aplique mantequilla en los lados exteriores del sándwich.
- Coloque una sartén para parrilla a fuego medio. Coloque los sándwiches en la sartén y cocine hasta que el lado inferior esté dorado.
- Dar vuelta al sándwich y cocinar el otro lado hasta que esté dorado.
- Cortar en la forma deseada y servir.
-

Champiñones Asados al Vino Tinto sobre Tostadas de Ajo con Queso de Cabra

Tiempo de preparación: 12 minutos

Tiempo de cocción: 25 – 30 minutos

Cantidad de porciones: 2

Ingredientes:

- 6 onzas de mini champiñones
- 1 cucharada de mantequilla sin sal, derretida
- 1 diente de ajo picado
- 1 cucharada de orégano finamente picado
- 1 cucharada de perejil fresco picado
- 1 cucharadita de tomillo fresco picado
- Pimienta al gusto
- 2 cucharadas de mantequilla sin sal, a temperatura ambiente
- 6 onzas de queso de cabra, a temperatura ambiente
- ¼ de taza de vino tinto
- 1 cucharada de aceite de oliva
- Sal al gusto
- ½ barra de pan de grano artesanal, rebanado
- ¼ de cucharadita de sal de ajo

Instrucciones:

- Combine los champiñones, la mantequilla, el aceite, el ajo, el orégano y el tomillo en un bol.
- Agregar el vino.
- Asar los champiñones en un horno precalentado a 425° F, durante aproximadamente 30 minutos o hasta que los champiñones estén blandos. Mezcle un par de veces mientras hornea.
- Agregue sal, pimienta y perejil y mezcle bien.
- Unte con mantequilla las rebanadas de pan y colóquelas en una bandeja para hornear. Colóquelo en el horno y hornee hasta que quede crujiente.
- Retire las rebanadas de pan y déjelas enfriar durante 3 a 4 minutos.
- Aplique queso de cabra en un lado de las rebanadas de pan. Unte los champiñones sobre las rebanadas de pan y sirva.

Tortilla de Col Rizada y Ajo

Tiempo de preparación: 10 minutos

Tiempo de cocción: 20 minutos

Cantidad de porciones: 3

Ingredientes:

- 2 hojas de col rizada picadas
- 1 cebolla morada pequeña, cortada en cubitos
- Pimienta al gusto
- 3 huevos grandes
- 1 cucharada de mantequilla
- 1 diente de ajo picado
- ½ cucharadita de pimentón
- Sal al gusto

Instrucciones:

- Prepare una bandeja para hornear pequeña engrasándola con un poco de aceite en aerosol.
- Cocine al vapor la col rizada. Dejar enfriar unos minutos.
- Coloque una sartén a fuego medio. Agregar la mantequilla. Cuando la mantequilla se derrita, agregue las cebollas y cocine hasta que estén blandas. Agregue sal, pimienta, pimentón y ajo y cocine por un par de minutos. Apague el fuego y transfiera a la bandeja para hornear. También agregue la col rizada y mezcle.
- Batir los huevos en un bol junto con sal y pimienta. Vierta en la bandeja para hornear, sobre la mezcla de col rizada.
- Hornee la tortilla en un horno precalentado a 350° F, durante aproximadamente 10 minutos o hasta que los huevos estén listos.

Capítulo 10: Postres

Cupcakes de Chocolate con Glaseado de Matcha

Tiempo de preparación: 15 minutos

Tiempo de cocción: 18 minutos

Cantidad de porciones: 24

Ingredientes:

Ingredientes secos:

- o   onzas de harina con levadura
- 4.2 onzas de cacao
- 1 cucharadita de café expreso fino
- 14.1 onzas de azúcar en polvo
- 1 cucharadita de sal

Ingredientes húmedos:

- 1 cucharadita de extracto de vainilla
- 2 huevos
- 1 taza de leche
- 3.4 onzas de aceite vegetal
- 1 taza de agua hirviendo

Para el glaseado:

- 3,5 onzas de mantequilla, a temperatura ambiente
- 2 cucharadas de té verde matcha en polvo
- 3,5 onzas de queso crema, ablandado
- 3.5 onzas de azúcar glas
- 1 cucharadita de pasta de vainilla

Instrucciones:

- Prepare un molde para cupcakes forrando 24 de los pocillos con revestimientos de papel desechables.
- Combine todos los ingredientes secos en un tazón, es decir, harina, cacao, espresso, azúcar y sal.
- Agregue la leche, los huevos, el aceite y la vainilla. Batir bien.
- Vierta la mezcla de ingredientes húmedos en el bol de ingredientes secos y mezcle con una batidora eléctrica de mano hasta que esté bien incorporada.
- Agregue el agua hirviendo gradualmente, batiendo simultáneamente a fuego lento. Batir hasta que esté bien incorporado.
- Ahora bata a alta velocidad durante aproximadamente un minuto para que la masa esté aireada. La masa estará ligeramente líquida.
- Vierta la masa en el molde para cupcakes preparado.
- Hornear los cupcakes en un horno precalentado a 350° F, durante aproximadamente 15 a 18 minutos. Cuando los cupcakes estén listos, si presiona la parte superior del cupcake, debería saltar hacia atrás.
- Enfríe los cupcakes.
- Mientras tanto, prepare el glaseado: combine la mantequilla y el azúcar glas en un bol y bata hasta que esté cremoso.
- Batir la vainilla y el matcha. Batir el queso crema.
- Colocar el glaseado en una bolsa de glaseado y colocar el glaseado sobre los cupcakes.

Pastel de Matcha Saludable con Glaseado de Matcha

Tiempo de preparación: 20 minutos

Tiempo de cocción: 30 - 40 minutos

Cantidad de porciones: 15 - 18

Ingredientes:

Para el pastel:

- 4 tazas de harina de hojaldre integral
- 1 cucharadita de bicarbonato de sodio
- 3 cucharaditas de polvo de hornear de doble acción
- ½ taza de almidón de arrurruz
- ½ cucharadita de sal
- 8 huevos grandes
- 2 cucharadas de extracto de vainilla
- 2 cucharaditas de extracto de almendras
- 2/3 taza de proteína de suero de vainilla en polvo
- 1 taza de yogur griego natural sin grasa
- 1 ½ tazas de puré de manzana sin azúcar
- 4 cucharaditas de stevia líquida
- 1 taza de eritritol granulado
- 4 cucharadas de matcha en polvo

Para el glaseado:

- 3 tazas de requesón sin grasa
- 2 cucharaditas de pasta de vainilla
- 1 cucharadita de extracto de almendras
- 4 cucharadas de matcha en polvo
- 8 onzas de queso crema Neufchatel, ablandado
- 2 cucharaditas de stevia líquida
- 2 tazas de proteína de suero de leche en polvo de vainilla

Instrucciones:

- Para preparar el pastel: Prepare 2 moldes para pasteles grandes (del mismo tamaño) rociándolos con aceite en aerosol. Forre con papel pergamino.

- Agregue la harina de trigo integral, el polvo de hornear, el arrurruz, la sal y el bicarbonato de sodio en un tazón y mezcle bien.
- Agregue los huevos, el yogur, la compota de manzana, la stevia, los extractos de vainilla y almendras en otro tazón y bata hasta que esté bien incorporado.
- Agregue proteína en polvo, eritritol y matcha en polvo y continúe batiendo hasta que esté bien incorporado y sin grumos.
- Agregue la mezcla de harina y continúe batiendo hasta que esté combinado, asegurándose de no mezclar demasiado.
- Divida la masa entre los moldes para hornear preparados.
- Hornee los pasteles en un horno precalentado a 325° F, durante aproximadamente 30 a 35 minutos o hasta que estén firmes en la parte superior. Cuando los pasteles estén listos, si presiona la parte superior del cupcake, debería saltar hacia atrás.
- Enfríe los cupcakes. Colocar en platos y despegue el papel pergamino.
- Coloque un pastel en un soporte para pasteles.
- Para el glaseado: agregue el requesón y el queso crema en una licuadora y mezcle hasta que tenga una textura suave. También puede mezclarlo con una batidora de mano eléctrica.
- Incorporar la vainilla, el extracto de almendras y la stevia.
- A continuación, agregue la proteína en polvo y el matcha en polvo y mezcle hasta que quede suave.
- Extienda un poco del glaseado sobre el pastel (el que está en el soporte para pasteles). Coloque con cuidado el otro bizcocho sobre el bizcocho helado. Unte el glaseado en la parte superior y los lados del pastel.
- Deje enfriar durante un par de horas.
- Cortar y servir.

Brownie de Alforfón y Chocolate con Nueces

Tiempo de preparación: 15 minutos

Tiempo de cocción: 60 minutos

Cantidad de porciones: 12

Ingredientes:

- o onzas de chocolate amargo compuesto
- 2 tazas de azúcar morena
- ½ taza de cacao en polvo
- 4 huevos
- 1 taza de nueces picadas
- o onzas de mantequilla
- 1 ½ tazas de harina de trigo sarraceno
- 1 cucharadita de polvo de hornear
- ½ taza de leche tibia, si es necesario
- 4 cucharadas de semillas de cacao
- 2 cucharaditas de harina integral

Instrucciones:

- Prepare un molde para brownie engrasándolo con aceite. Forrarlo con papel manteca.
- Agregue chocolate y mantequilla en un recipiente apto para microondas y derrita la mezcla en el microondas. Mezcle cada 15 segundos hasta que se derrita.
- Colocar los huevos en un bol y mezclar. Batir el azúcar, ¼ de taza a la vez y batir cada vez.
- Vierta el chocolate derretido y bata hasta que esté bien combinado.
- Combine el cacao, el polvo de hornear y la harina de trigo sarraceno en un tazón. Agregue la mezcla de ingredientes secos en el tazón de mezcla de chocolate, una cucharada a la vez y mezcle suavemente cada vez.
- Coloque la masa en la bandeja para hornear.
- Combine las semillas de cacao y las nueces en un tazón. Espolvoree harina de trigo y mezcle bien.

- Esparcir las semillas de cacao y la mezcla de nueces sobre la masa y mezclar ligeramente.
- Hornee los brownies en un horno precalentado a 300° F, durante aproximadamente 10 minutos o hasta que estén firmes en la parte superior. Estarán un poco pegajosos en el medio.
- Dejar enfriar a temperatura ambiente. Cortar en 12 cuadrados iguales y servir.
- Guarde las sobras en un recipiente hermético en el refrigerador. Puede conservarse de 4 a 5 días.

Fudge de Coco con Té Verde Matcha Saludable

Tiempo de preparación: 30 minutos

Tiempo de cocción: 0 minutos

Cantidad de porciones: 18

Ingredientes:

- 2 tazas de requesón bajo en grasa, casi a temperatura ambiente
- ¾ cucharadita de extracto de stevia
- 6 cucharadas de eritritol en polvo
- cucharadas de mantequilla de coco cruda, derretida
- cucharadas de coco rallado sin azúcar bajo en grasa
- ½ cucharadita de pasta de vainilla
- cucharada de matcha en polvo
- cucharada de cáscara de psyllium mezclada con 1 cucharada de eritritol

Instrucciones:

- Prepare una bandeja grande para brownies forrándola con papel pergamino.
- Coloque el requesón, la stevia, el eritritol, la pasta de vainilla y el polvo de matcha en el tazón del procesador de alimentos y procese hasta que esté bien combinado y suave.
- Vierta la mantequilla de coco a través del tubo de alimentación, con el procesador de alimentos en funcionamiento. También espolvoree la mezcla de cáscara

de psyllium de manera similar. Apague el procesador de alimentos y vierta la mezcla en la sartén preparada. Extiéndalo uniformemente.

- Congele durante 2 horas. Cortar en 18 rodajas iguales.
- Extraiga las rodajas del coco rallado y colóquelas en una bandeja para servir.
- Deje enfriar de 7 a 8 horas antes de servir.

Galletas Veganas con Chispas de Chocolate y Alforfón

Tiempo de preparación: 10 minutos

Tiempo de cocción: 10 minutos

Cantidad de porciones: 24

Ingredientes:

- 2 tazas de harina de trigo sarraceno
- 2/3 taza de aceite de coco derretido
- 2 cucharaditas de extracto de vainilla
- 1 cucharadita de bicarbonato de sodio
- 1 taza de chispas de chocolate amargo
- 1 taza de azúcar de coco
- 4 cucharadas de agua
- 1 cucharadita de sal marina fina
- 2 cucharaditas de vinagre de sidra de manzana

Instrucciones:

- Prepare 2 bandejas para hornear grandes forrándolas con papel pergamino.
- Combine la harina de trigo sarraceno, el aceite, la vainilla, el bicarbonato de sodio, el azúcar de coco, el agua y la sal en un tazón.
- Agregue vinagre y mezcle bien. Agregue las chispas de chocolate y mezcle suavemente.
- Divida la masa en 24 porciones iguales y colóquelas en las bandejas para hornear. Deje suficiente espacio entre las cada una. Presione ligeramente para aplanar.

- Hornee las galletas en un horno precalentado a 350° F, durante aproximadamente 10 minutos o hasta que estén firmes en los bordes.
- Permita que las galletas se enfríen en la bandeja para hornear durante 10 minutos. Retire las galletas de la bandeja para hornear y colóquelas en una rejilla para enfriar.
- Una vez que estén completamente frías, coloque las galletas en un recipiente hermético. Pueden conservarse entre 4 y 5 días.

Galletas de Doble Chocolate de Trigo Sarraceno

Tiempo de preparación: 25 minutos

Tiempo de cocción: 10 minutos

Cantidad de porciones: 15

Ingredientes:

- 3 cucharadas de mantequilla sin sal
- ¼ de taza de harina de trigo sarraceno
- ¼ de cucharadita + 1/8 de cucharadita de polvo de hornear
- ¼ de taza + 1 cucharada de azúcar de caña
- ½ cucharadita de extracto de vainilla
- 6 onzas de chocolate agridulce, picado + extra en la parte superior
- 1 cucharada de harina de tapioca
- 1 huevo, a temperatura ambiente
- ¼ de cucharadita de sal marina fina
- Sal hojaldrada para recubrir

Instrucciones:

- Prepare 2 bandejas para hornear forrándolas con papel pergamino.
- Combine la mantequilla y aproximadamente 4 onzas de chocolate cortado en una cacerola y colocar a fuego lento.
- Cocine hasta que el chocolate se derrita. Mezcle con frecuencia. La mezcla no debe estar muy caliente, sino tibia. Apagar el fuego.

- Agregue los huevos, la sal y el azúcar en el tazón de la batidora. Coloque el accesorio de paleta y ajuste la velocidad a media-alta y bata hasta que esté cremoso.
- Reduzca la velocidad a baja y agregue vainilla. Batir hasta que se incorpore.
- Agregue el chocolate derretido y mezcle bien. Luego coloque la harina y bata hasta que esté bien incorporado. Agregue el resto del chocolate troceado y mezcle suavemente.
- Deje reposar la masa durante 10 minutos.

Helado Saludable de Té Verde Matcha

Tiempo de preparación: 30 minutos

Tiempo de cocción: 0 minutos

Cantidad de porciones: 6

Ingredientes:

- 16 onzas de yogur griego natural sin grasa
- ½ cucharada de extracto de vainilla
- ¼ de cucharadita de extracto de almendras
- ½ cucharadita de goma xantana
- 8 onzas de crema mitad y mitad
- 1 cucharadita de stevia líquida
- 1 cucharada de matcha en polvo
- 1/8 de cucharadita de sal

Instrucciones:

- Agregue la crema mitad y mitad, yogur, stevia, vainilla y extractos de almendras en el tazón de la batidora.
- Ponga la batidora a velocidad baja y mezcle hasta que esté bien combinado.
- Agregue sal, goma xantana y polvo de matcha en un tazón pequeño y mezcle hasta que estén bien combinados.
- Aumente la velocidad a media y agregue la mezcla de polvo de matcha simultáneamente. Batir hasta que esté bien combinado.

- Transfiera la mezcla a la máquina para hacer helados. Siga las instrucciones del paquete y bata el helado.
- Puede servirlo fuera de la máquina para hacer helados si desea una textura suave, de lo contrario, agregue el helado en un recipiente apto para congelador y congele hasta que esté firme.

Helado de Café

Tiempo de preparación: 15 minutos

Tiempo de cocción: 0 minutos

Cantidad de porciones: 3

Ingredientes:

- 1 lata (13.6 onzas) de leche de coco, fría
- ¾ tazas de café fuerte, frío
- 1 cucharadita de extracto de vainilla
- 1/3 taza de jarabe de arce
- ½ cucharada de café instantáneo en gránulos

Instrucciones:

- Abra la lata de leche de coco y coloque la crema de coco flotando encima.
- Agregue crema de coco, café, café instantáneo, jarabe de arce y vainilla en una licuadora y mezcle hasta que quede suave.
- Vierta en un recipiente apto para congelador. Cubra el recipiente y congele hasta que esté semi-congelado. Batir con una batidora de mano eléctrica hasta que esté cremoso.
- Congele hasta su uso.

Mousse de Fresa

Tiempo de preparación: 20 minutos

Tiempo de cocción: 5 minutos

Cantidad de porciones: 3

Ingredientes:

- 5 onzas de fresas congeladas, sin azúcar, descongeladas
- 2 cucharadas de agua
- 1 ½ cucharada de mezcla de eritritol y stevia granulada
- 1 cucharadita de jugo de limón fresco
- ¾ de cucharadita de gelatina en polvo sin sabor
- ½ taza de crema batida espesa

Instrucciones:

- Vierta agua en una cacerola. Esparcir la gelatina encima. Dejar reposar durante 5 minutos.
- Mientras tanto, agregue las fresas y el jugo de limón en una licuadora y mezcle hasta que quede suave.
- Cuando la gelatina esté remojada por 5 minutos, agregue edulcorante y coloque la mezcla a fuego medio. Mezcle con frecuencia, hasta que esté bien combinado y se disuelva por completo.
- Con la licuadora funcionando a baja velocidad, vierta la mezcla de gelatina a través del tubo alimentador. Licue hasta que esté bien combinado.
- Vierta en un bol y coloque el bol en el refrigerador.
- Mientras la mezcla se enfría, vierta la crema en otro tazón y bata hasta que se formen picos suaves.
- Agregue un tercio de la crema batida a la mezcla fría y mezcle suavemente.
- Agregue el resto de la crema batida y agite la crema en la mezcla para obtener una mousse de doble color o mezcle suavemente con la mezcla hasta que esté completamente incorporada.
- Enfríe hasta su uso.

Mousse de Chocolate Oscuro

Tiempo de preparación: 10 minutos

Tiempo de cocción: 0 minutos

Cantidad de porciones: 8 – 10

Ingredientes:

- 2 aguacates maduros, pelados, sin hueso y picados
- 2 cucharadas de miel cruda
- 1 taza de cacao en polvo
- ½ cucharadita de chile ojo de pájaro en polvo
- 2 cucharadas de extracto puro de vainilla
- ½ taza de pasta de dátiles u 8 dátiles medjool, sin hueso
- 2 tazas de leche de coco entera
- 2 cucharaditas de café instantáneo
- ½ cucharadita de sal rosa del Himalaya

Instrucciones:

- Agregue los aguacates, la miel, la pasta de dátiles y la leche de coco en una licuadora y mezcle hasta que quede suave.
- Conserve un poco de cacao en polvo y agregue el resto a la licuadora. También agregue café, chile en polvo, extracto de vainilla y sal y mezcle hasta que estén bien combinados.
- Vierta la mezcla en el tazón de la batidora. Batir a velocidad alta hasta que la mezcla se vuelva ligera y esponjosa.
- Vierta en tazones de postre. Espolvorear el cacao en polvo por encima.
- Dejar enfriar durante 5-6 horas y servir.

Tarta de Arándanos

Tiempo de preparación: 15 minutos

Tiempo de cocción: 45 – 60 minutos

Cantidad de porciones: 4

Ingredientes:

- 10 onzas de arándanos congelados
- ½ taza de harina de avena
- ½ cucharadita de polvo de hornear
- ¼ de cucharadita de canela molida
- ½ taza de nueces
- 5 dátiles medjool
- ½ cucharadita de extracto de vainilla

- 1 taza de leche de almendras o de coco sin azúcar

Instrucciones:

- Agregue las nueces en una licuadora y mezcle hasta que estén pulverizadas.
- Agregue la harina de avena, el polvo de hornear, la canela, la leche de almendras, los dátiles y la vainilla y mezcle hasta que quede suave.
- Transfiera a una bandeja para hornear pequeña. Esparcir los arándanos por encima.
- Hornee en un horno precalentado a 350° F, durante 45 a 60 minutos.

Peras Escalfadas con Vino Tinto Especiado

Tiempo de preparación: 20 minutos

Tiempo de cocción: 45 minutos

Cantidad de porciones: 8

Ingredientes:

- 4 tazas de vino tinto seco como merlot
- 1 taza de jugo de naranja
- 2 ramas de canela
- 2 tiras de ralladura de naranja (3 pulgadas cada una)
- 4 ajos enteros
- ½ taza + 2 cucharadas de azúcar de coco
- 8 peras maduras firmes, peladas (conservar el tallo), cortar una rodaja fina del fondo de la pera

Instrucciones:

- Agregue azúcar de vino, jugo de naranja, canela, azúcar de coco, ralladura de naranja y clavo en una cacerola.
- Coloque la cacerola a fuego alto. Cuando empiece a hervir, bajar el fuego y colocar las peras en posición vertical, con el tallo encima.
- Tape la cacerola y cocine por aproximadamente 20 minutos o hasta que las peras estén suaves, pero firmes. Girar las peras un par de veces mientras cocina. Apagar el

fuego y dejar enfriar por completo. Conservar sin tapar mientras se enfría.

- Posteriormente cubra la cacerola y colóquela en el refrigerador durante 12 a 14 horas. Girar las peras un par de veces mientras se enfrían.
- Retire las peras del líquido escalfado y colóquelas en un recipiente para servir.
- Coloque la cacerola a fuego medio-alto y cocine hasta que la mezcla sea la mitad de su cantidad original. Debe quedar un poco espeso, como un almíbar.
- Vierta el almíbar sobre las peras y sirva.

Bocaditos de Dátiles

Tiempo de preparación: 15 minutos

Tiempo de cocción: 10 – 12 minutos

Cantidad de porciones: 6 – 8

Ingredientes:

Para la capa de dátiles:

- onzas de dátiles, sin hueso
- 1 cucharada de jugo de lima
- ¼ de taza de jugo de naranja
- Ralladura de ½ naranja
- ½ taza de agua
- ¼ de cucharadita de bicarbonato de sodio
- ¼ de cucharadita de vainilla en polvo
- 1/8 de cucharadita de sal rosa del Himalaya

Para las capas superior e inferior:

- 6 cucharadas de aceite de coco, frío
- ½ taza de hojuelas de coco tostadas sin azúcar
- 1/8 de cucharadita de bicarbonato de sodio
- 1/8 de cucharadita de sal rosa del Himalaya
- ¾ taza de almendras rebanadas blanqueadas
- 2/3 taza de harina de coco
- Una pizca de crémor tártaro

Instrucciones

- Prepare una bandeja para hornear pequeña y cuadrada forrándola con papel pergamino.
- Para hacer la capa de dátiles: combine los dátiles, el jugo de lima, el jugo de naranja, la ralladura de naranja, el agua, el bicarbonato de sodio, la vainilla y la sal en una cacerola. Coloque la cacerola a fuego medio y cocine hasta que se seque.
- Apague el fuego y enfríe.
- Para hacer la capa superior e inferior: Agregue aceite de coco, hojuelas de coco, bicarbonato de sodio, sal, almendras, harina de coco y crémor tártaro en el tazón del procesador de alimentos.
- Dar pulsos cortos hasta que estén combinados. Transfiera la mezcla a un bol y coloque el bol en el refrigerador por 15 minutos.
- Agregue la mitad de la mezcla de las capas superior e inferior en la fuente para hornear preparada. Extiéndalo uniformemente y presione.
- Hornee en un horno precalentado a 350° F, durante aproximadamente 10 minutos, hasta que tenga un color marrón dorado claro.
- Extienda la mezcla de dátiles sobre la base horneada.
- Esparza la mezcla restante de las capas superior e inferior sobre la capa de dátiles.
- Hornee un poco más hasta que la parte superior esté dorada.
- Deje enfriar a temperatura ambiente. Cortar en cuadrados y servir.

Crujiente de Fresa y Ruibarbo

Tiempo de preparación: 20 minutos

Tiempo de cocción: 40 minutos

Cantidad de porciones: 12

Ingredientes:

- 20 tallos de ruibarbo, picados (alrededor de 8 tazas)
- 2 cucharadas de miel
- 1 taza de azúcar morena compacta
- 2 cucharaditas de canela molida
- 4 tazas de fresas picadas
- 2 tazas de hojuelas de avena
- 1 taza de nueces picadas
- 8 cucharadas de mantequilla
- Jugo de limón

Instrucciones:

- Agregue las fresas y el ruibarbo en una bandeja para hornear. Agregue jugo de limón y miel y mezcle bien.
- Agregue avena, nueces, canela, azúcar morena y mantequilla en otro tazón. Mezclar con las manos hasta que se formen pequeñas migas.
- Distribuya esta mezcla sobre la capa de fresas en la bandeja para hornear.
- Hornee en un horno precalentado a 350° F, durante aproximadamente 40 minutos, hasta que esté dorado.
- Retirar del horno y permitir enfriar un tiempo.
- Sirva tibio o enfríe completamente y sirva.

PARTE TRES: Planificación de comidas

Capítulo 11: Por qué es Importante Planificar las Comidas

¿Qué es la Planificación de Comidas?

Si no quiere perder el tiempo sentado y pensando en su próxima comida, comience a planificar las comidas. El término planificación de comidas se explica por sí mismo: usted está planificando cada comida. Existen tres pasos simples involucrados en la planificación de las comidas, y son los siguientes.

- Seleccione las recetas para diferentes comidas
- Compre los ingredientes necesarios
- Prepare los ingredientes

Durante el fin de semana, dedique un tiempo a tomar nota de todas las recetas que desea cocinar la semana siguiente. Una vez que las recetas estén en su lugar, verifique si tiene todos los suministros necesarios en casa. El paso final es preparar algunos, o la mayoría, de los ingredientes para simplificar el proceso de cocción. Por ejemplo, puede picar verduras, aderezos preparados y adobos, hacer salsas, cocinar proteínas, etc. Necesita hacer la preparación básica para reducir el tiempo de cocción. Imagínese lo simple que será cocinar si solo necesita colocar los ingredientes en una sartén y, ¡la comida estará lista!

Beneficios de la Planificación de Comidas

Quizás el beneficio más evidente de la planificación de comidas es que le ahorra tiempo y esfuerzo. Si planifica todas sus comidas durante el fin de semana, no tiene que preocuparse por sus comidas durante los días de semana. También le da tiempo suficiente para comprar los alimentos necesarios y preparar la comida básica.

La planificación de las comidas también puede ayudarle a ahorrar dinero y ceñirse a su presupuesto de alimentos. Cocinar en casa es más barato que comprar comida para llevar. Las comidas caseras son nutritivas, deliciosas y fáciles de llevar. Al utilizar las recetas sencillas de este libro, podrá comer lo necesario para llevar una vida más saludable.

Si no le agrada la idea del desperdicio de alimentos o si a menudo tiene problemas con las sobras, comience a planificar las comidas. Le ayudará a decidir las cantidades de comidas que necesita cocinar y a reducir el desperdicio de alimentos. También es una excelente manera de agregar algo de variedad a su dieta diaria.

Todos llevamos vidas agotadoras y agitadas, y la fatiga por tomar decisiones es real. A sabiendas o sin saberlo, estamos constantemente decidiendo sobre múltiples cosas. Una forma sencilla de reducir algunas decisiones que debe tomar sobre su dieta es mediante la preparación y planificación de las comidas. Cuando sabe lo que va a comer en una comida específica en un día determinado, no tiene que preocuparse por tomar decisiones adicionales. Imagínese todo el tiempo que puede ahorrar cuando no tiene que pensar: "¿Qué voy a comer?"

Capítulo 12: Su Plan de Comidas Sirtfood

Ahora que sabe de qué se trata la dieta Sirtfood y las diferentes fases involucradas, es hora de empezar. A continuación, presentamos un plan de alimentación de 4 semanas que puede usar.

Ejemplo de Plan de Comidas de la Dieta Sirtfood

Semana Uno

Día 1

La máquina verde

Jugo de perejil con jengibre y manzana

Jugo verde # 3

Súper ensalada de salmón

Día 2

Jugo verde # 2

Jugo de col rizada y apio

Jugo de uva y melón

Ensalada de brócoli, edamame y mijo repollo

Día 3

Jugo verde # 1

Col rizada y jugo de tomate

Batido de col rizada y grosella negra

Ensalada templada de achicoria con setas

Día 4

Batido de fresa

Jugo verde # 1

Cuscús de coliflor especiado con pollo

Muesli superalimento de trigo sarraceno

Día 5

Batido de bayas mixtas

Batido de bayas y té verde

Tortilla de salmón ahumado

Pechuga de pollo fragante con col rizada, cebolla morada y salsa

Día 6

Batido de chocolate

Batido de té verde matcha y piña

Revuelto de tofu con col rizada y batatas

Pasta con pollo y calabaza

Día 7

Batido de tarta de manzanas

Té helado verde de melocotón

Huevos revueltos Diosa Verde

Filete de pavo con cuscús de coliflor

Semana Dos

Día 1

Jugo verde # 1

Huevos revueltos con champiñones

Pollo Marsala

Sándwich de verduras

Día 2

Jugo verde # 2

Revuelto de tofu con col rizada y batatas

Ensalada de pasta de salmón con limón y alcaparras

Salteado de tofu glaseado con miso y sésamo

Día 3

Jugo verde # 3

Tortitas de plátano y arándanos con compota gruesa de manzana

Ensalada Cobb de col rizada de California

Día 4

Jugo de col rizada y apio

Tortitas de alforfón con chispas de chocolate y fresa

Ensalada de frutas frescas y col rizada

Risotto de trigo sarraceno de primavera

Día 5

Jugo de perejil con jengibre y manzana

Alforfón y huevos

Ensalada templada de achicoria con setas

Curry de col rizada, edamame y tofu

Día 6

La máquina verde

Gachas de dátiles y nueces

Tabulé de alforfón de fresa

Pechuga de pollo fragante con col rizada, cebolla morada y salsa

Día 7

Col rizada y jugo de tomate

Huevos revueltos Diosa Verde

Tabulé de verduras y coliflor de primavera

Fideos de pollo

Semana Tres

Día 1

Jugo de col rizada y apio

Jugo verde # 1

Col rizada y jugo de tomate

Salteado de col rizada con tofu crujiente al curry

Día 2

Jugo de perejil con jengibre y manzana

Jugo verde # 3

Jugo de uva y melón

Risotto de trigo sarraceno de primavera

Día 3

Jugo verde # 2

La máquina verde

Jugo de col rizada y apio

Filete de pavo con cuscús de coliflor picante

Día 4

Col rizada y jugo de tomate

Jugo verde # 3

Huevos revueltos con champiñones

Pavo salteado con tomate y cilantro

Día 5

La máquina verde

Jugo verde # 1

Cazuela gratinada de calabaza y col rizada

Cuscús de coliflor especiado con pollo

Día 6

Jugo de perejil con jengibre y manzana

Jugo verde # 2

Tortilla de verduras

Chili de tres frijoles con pesto de primavera

Día 7

Jugo de col rizada y apio

Col rizada y jugo de tomate

Huevos revueltos Diosa Verde

Sándwiches de ricotta con pesto de zanahoria, col rizada y perejil y nueces

Semana Cuatro

Día 1

Jugo verde # 1

Sándwich de desayuno de tempeh sabroso

Curry de pollo y col rizada

Guiso de lentejas y chorizo

Día 2

Jugo verde # 2

Tortilla de salmón ahumado

Patatas asadas con cúrcuma crujiente

Tofu y cerdo al estilo chino con bok choy

Día 3

Jugo verde # 3

Gachas de dátiles y nueces

Wrap de rosbif

Salmón al horno con cúrcuma

Día 4

Jugo de col rizada y apio

Tortitas de plátano y arándanos con compota gruesa de manzana

Curry de garbanzos, quinoa y cúrcuma

Orecchiette con salchicha y achicoria

Día 5

La máquina verde

Revuelto de tofu con col rizada y batatas

Salmón griego

Filete con salsa chimichurri picante

Día 6

Jugo de perejil con jengibre y manzana

Huevos revueltos con champiñones

Fletán con corteza de nuez y Dijon

Pavo salteado con tomate y cilantro

Día 7

Col rizada y jugo de tomate

Huevos revueltos Diosa Verde

Salteado de langostinos asiáticos con fideos de trigo sarraceno

Cena de col rizada, semillas de calabaza y patatas en una olla

Conclusión

La dieta Sirtfood está ganando popularidad constantemente y por todas las razones correctas. Se basa en la idea de inclusión y no de exclusión, a diferencia de otras dietas convencionales.

Esta dieta favorece el consumo de determinados alimentos ricos en sirtuinas. Desde el vino tinto hasta el chocolate negro, existen diferentes superalimentos para consumir. Las sirtuinas son un grupo de proteínas que regulan el metabolismo del cuerpo y aceleran la pérdida de peso mientras mejoran su bienestar físico general. A diferencia de las dietas de moda, que prometen resultados sorprendentes, pero no cumplen, la dieta Sirtfood llegó para quedarse. Diversas celebridades, como la cantante Adele ganadora del Grammy y la famosa chef Lorraine Pascal, confían en esta dieta.

Desde aprender cómo funciona esta dieta hasta los diferentes beneficios que ofrece, pasando por una lista de alimentos ricos en sirtuina y consejos para comenzar, todo lo que necesita está incluido en este libro. También aprendió diversas recetas de la dieta Sirtfood. Con esta dieta, puede comer para tener una mejor salud, vida y estado físico. El sencillo plan de comidas de 4 semanas y los consejos de planificación de comidas harán que la transición a la dieta Sirtfood sea bastante simple.

Todas las recetas de este libro son fáciles de cocinar, nutritivas y absolutamente deliciosas. No es necesario pasar horas en la cocina para cocinar alimentos dietéticos o comprometer sus papilas gustativas. Siga los sencillos protocolos de esta dieta y utilice las diferentes recetas mencionadas en este libro. Solo necesita abastecer su cocina con ingredientes adecuados para la dieta Sirtfood, elegir una receta que le agrade y seguir las instrucciones. ¡Sí, es tan simple como eso!

Al igual que con cualquier otro cambio, debe ser paciente consigo mismo. Siga esta dieta durante un par de semanas y verá un cambio positivo. La constancia, el esfuerzo, la paciencia, la dedicación y el amor propio son factores importantes que no puede pasar por alto al hacer un cambio en la dieta. Una vez que su cuerpo se acostumbre a esta dieta, seguirla se vuelve extremadamente simple. La clave de su buena salud y estado físico está en sus manos. Tome hoy el control de su vida y siga la dieta Sirtfood de inmediato.

¡Gracias y mucho éxito!

Segunda Parte: Dieta Sirtfood

Cómo perder peso, quemar grasa y sentir una mejoría general siguiendo un sencillo plan de comidas lleno de recetas deliciosas

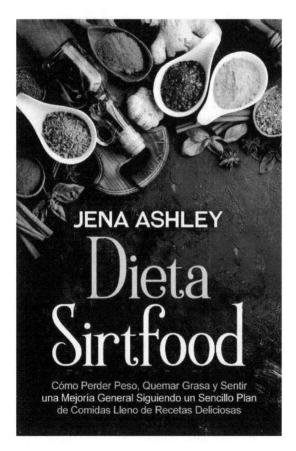

Introducción

¿Lo creería si alguien le dijera que puede perder alrededor de 5 a 7 libras por semana mientras consume café, vino y chocolate? Parece demasiado bueno para ser verdad, ¿no es así? Pues no lo es. Una nueva dieta, conocida como la dieta *Sirtfood*, está revolucionando el mundo de la salud y el *fitness*, especialmente después de que conocidas celebridades hayan perdido enormes cantidades de peso siguiendo este esquema.

La dieta *Sirtfood* se ha vuelto muy popular debido a su impresionante tasa de éxito. Si ha probado otras dietas, como la Keto, la Paleo y el ayuno intermitente, y sigue luchando por perder peso, es hora de darle una oportunidad a la dieta *Sirtfood*.

La dieta *Sirtfood* ahora se conoce como «la dieta que permite el vino y el chocolate». Sí, es cierto, pero antes de que se suba al carro, aprenda cómo funciona, la ciencia que hay detrás y los alimentos que podrá comer para poder seguirla con seguridad.

Si es nuevo en la dieta *Sirtfood* y quiere aprender más al respecto, ha llegado al lugar adecuado. Este libro es una guía completa que le enseñará todo sobre la dieta *Sirtfood*: cómo funciona, los beneficios, los alimentos *sirt* populares, cómo empezar, cómo perder kilos y cómo mantener el nuevo peso. Incluye recetas fáciles que puede hacer en casa todos los días y proporciona los últimos conocimientos de los expertos que aumentarán sus posibilidades y le ayudarán a acelerar su viaje hacia la pérdida de peso.

¿Está entusiasmado? Empecemos.

PRIMERA PARTE: ¿Qué es la dieta Sirtfood?

Comprender los aspectos teóricos y científicos de la dieta *Sirtfood* le ayudará a determinar si este nuevo estilo de vida es adecuado para usted. En los siguientes capítulos, conocerá en profundidad las sirtuinas y cómo actúan en su cuerpo para ayudarle a perder peso. Echemos un vistazo.

Capítulo 1: La dieta de las sirtuinas

Antes de hablar de los populares *sirtfoods* y de los planes alimenticios, es esencial entender el mecanismo de este plan de nutrición, que es mucho más complejo que consumir menos calorías de las que se queman. Los alimentos «*sirtfoods*» incluyen «sirtuinas», proteínas que protegen las células del cuerpo contra la inflamación, el estrés y el envejecimiento.

Con ayuda de la dieta *Sirtfood*, muchas celebridades y figuras notables celebran esta forma de comer. Aunque se descubrió en 2016, el mundo se sensibilizó recientemente. Fue desarrollada por los expertos en salud Aidan Goggins y Glen Matten, que se centran en la alimentación saludable. La idea es encender su «gen flaco», lo que significa activar los compuestos de sirtuinas descubiertos en el cuerpo para activar el metabolismo, reducir la inflamación, cortar la grasa, disminuir el apetito y perder peso.

Las sirtuinas son uno de los muchos grupos de proteínas que se crean de forma natural en el organismo, como la hemoglobina. Aunque no causan directamente la pérdida de peso, regulan la salud celular. Uno de los efectos secundarios de su activación a través de ciertos grupos de alimentos es la pérdida de peso constante hasta que el individuo en cuestión alcanza un peso saludable. Contrariamente a la creencia popular, no son un tipo de proteína alimentaria.

Las sirtuinas se descubrieron hace no más de 20 años, por lo que se puede decir que la dieta *Sirtfood* todavía está en fase experimental. Sin embargo, hay muchas pruebas anecdóticas que confirman la eficacia del plan.

Una forma sencilla de entender cómo funciona este grupo es pensarlo como parte de un sistema con diferentes departamentos, que son los grupos de proteínas. La hemoglobina es un departamento que transporta el oxígeno a las células; las sirtuinas son otra rama que elimina los grupos acetilo de las proteínas con un compuesto conocido como nicotinamida adenina dinucleótido, o simplemente NAD+. Podemos pensar que es la moneda que las sirtuinas necesitan para funcionar. Como los niveles de NAD+ disminuyen con la edad, esto también ayuda a mantener sus niveles. Como resultado, la persona a dieta se beneficia de una piel más brillante y un cuerpo en mejor forma. El proceso también se identifica como deacetilación, ya que las sirtuinas trabajan principalmente para eliminar los grupos acetilo, como las histonas, responsables de dejar la cromatina de las células del cuerpo abierta y, por tanto, vulnerable. Cuando las histonas no se eliminan, pueden provocar un aumento de peso y un envejecimiento prematuro. Aquí es donde la dieta *Sirtfood* viene al rescate.

Goggins y Matten realizaron un estudio en 2015 con 39 participantes y el efecto de las sirtuinas en los cuerpos individuales. Descubrieron que, en promedio, todas las personas perdieron dos kilos en una semana. Esta afirmación se basó en una investigación a corto plazo, en parte debido a la introducción de la restricción calórica.

Aunque el objetivo principal de esta forma de comer es perder peso mediante elecciones saludables, el efecto se maximiza al introducir en las comidas alimentos que activan las sirtuinas. Con la presencia de sirtuinas, perderá peso y se beneficiará de los efectos antienvejecimiento y de la reducción de los niveles de inflamación en su cuerpo.

¿Cómo afecta a su cuerpo la dieta Sirtfood?

Sirtfood exige una importante restricción calórica en la primera semana (con un límite calórico de 1.000 calorías) y se centra en una alimentación saludable. Los expertos la recomiendan como plan de acondicionamiento físico a largo plazo (aunque es difícil de mantener), ya que se centra más en seguir un estilo de vida saludable y menos en la pérdida de peso. Cuando se siga esta dieta durante unas semanas, se perderá peso y se estará en mejor forma, pero como restringe las calorías en la primera semana, las personas que hacen la dieta pueden experimentar una gran baja en la báscula en la primera semana. La diferencia en el peso corporal se debe principalmente a la pérdida de agua, no a la pérdida real de grasa corporal.

Verá un cambio notable en su peso corporal al final de la primera semana porque las moléculas de glucógeno extraídas de los alimentos que ingiere suelen requerir unas tres o cuatro moléculas de agua para el almacenamiento. Necesitamos glucógeno para llevar a cabo las funciones corporales cotidianas y satisfacer las necesidades de energía física y mental. Cuando se sigue un plan de restricción de calorías, el cuerpo utiliza el glucógeno máximo junto con el agua que almacena, lo que reduce significativamente el contenido de agua, eliminando en última instancia una gran cantidad de peso de agua. Por este motivo, notará una diferencia en la báscula después de solo una semana de haber empezado la dieta *Sirtfood.*

Cuando vuelva a un plan de dieta con una ingesta calórica regular, las moléculas de glucógeno de su cuerpo retendrán las partículas de agua, y notará que su peso vuelve a la normalidad. Una dieta baja en calorías hace que el ritmo metabólico sea menor, lo que provoca la pérdida de peso y la quema de grasa corporal. Para perder peso con éxito, distribuya sus comidas a lo largo del día. En cuanto come, la tasa metabólica de su cuerpo aumenta y quema calorías; por eso puede sentir calor después de comer. Otra forma de aumentar su tasa metabólica es incorporar el ejercicio a su rutina diaria. Así, la tasa metabólica de su cuerpo aumenta durante un período prolongado después de su sesión de ejercicio.

Dado que su cuerpo está sometido a una importante restricción calórica durante las primeras dos semanas, absténgase de hacer ejercicio, ya que puede suponer un estrés excesivo para su cuerpo. Si ya hace ejercicio y no quiere volver a la casilla de salida, puede incorporar ejercicios suaves como caminar y hacer yoga.

Fases de la dieta Sirtfood

La dieta *Sirtfood* se divide en dos fases:

Fase 1: Dura los primeros siete días de la rutina diaria y requiere que consuma 1.000 calorías al día, los primeros tres días. Estas calorías se distribuyen a lo largo del día y se consumen a través de tres vasos de jugo verde y una comida principal de *sirtfood* (siga leyendo para saber más sobre los jugos verdes, las comidas *sirtfood* y cómo prepararlas). Los cuatro días siguientes, puede consumir 1.500 calorías a lo largo del día, incluyendo dos jugos verdes y dos comidas *sirtfood*. Durante esta fase, perderá entre dos y tres kilos en siete días, que son principalmente el peso del agua. Podrá notar su cara más fina y su vientre menos hinchado. El éxito de la fase 1 determina los resultados finales, que pueden alcanzarse en el plazo de dos semanas.

Fase 2: La segunda fase se centra más en el mantenimiento del peso perdido y se lleva a cabo durante los 14 días siguientes. Cuando haya superado la primera semana, que es también la fase más difícil e importante, podrá cambiar a tres comidas con alimentos de origen vegetal y un jugo verde al día. Seguirá consumiendo los mismos tipos de ingredientes *sirtfood* y un vaso de jugo verde durante los siguientes 14 días. Debe mantener el número de calorías y nutrientes durante estas dos semanas; por eso se llama «fase de mantenimiento». Si se sigue con constancia, se puede mantener la pérdida de peso durante este tiempo y convertir la nueva dieta en una forma permanente de comer saludable.

Dado que el objetivo principal de esta dieta es incorporar una alimentación saludable a su estilo de vida, tiene un método de 21 días de dieta. Solo se necesitan 21 días para convertirlo en un hábito, por lo que el primer paso para incorporar esta dieta a largo plazo es seguir el plan de 21 días sin hacer trampa una sola comida. Al vigésimo segundo día, se le antojarán las comidas de trampa y no se sentirá tan restringido.

Por suerte, aunque se desvíe por un tiempo, siempre puede volver a empezar. Aunque la dieta tiene una restricción de calorías, las interesantes comidas incluidas le mantendrán enganchado. Las recetas típicas, como las brochetas de pollo, los panqueques y la pizza, pueden consumirse en esta dieta, siempre que se controle la ingesta de calorías. La forma más fácil de seguir comiendo lo que le gusta es sustituir los ingredientes comunes por *sirtfood*.

Beneficios de la dieta Sirtfood

- Aunque la pérdida de peso es el beneficio más notable, hay otros efectos positivos asociados a esta dieta.
- Ralentiza el proceso de envejecimiento y puede ayudar a prevenir la aparición de arrugas y líneas de expresión.
- Reduce la inflamación.
- Desintoxica el cuerpo y ayuda a prevenir varias enfermedades.
- Puede ayudar a mantener la salud durante más tiempo.
- Apoya y promueve la longevidad.

La dieta *Sirtfood* ha causado recientemente un torbellino de entusiasmo en todo el mundo, y con razón. Es eficaz, y los resultados inmediatos que obtienen las personas que hacen la dieta son lo que las mantiene enganchadas. Usted también puede comenzar su viaje reemplazando su despensa y planificando sus comidas.

Capítulo 2: La ciencia de las sirtuinas

En este capítulo, profundizaremos en los detalles sobre las sirtuinas y la ciencia que las sustenta. Empezaremos por describir qué son las sirtuinas y cómo funcionan, y a continuación trataremos la ciencia que hay detrás de estos compuestos.

¿Cómo funcionan las sirtuinas?

En la dieta *Sirtfood*, se pueden comer alimentos saludables, como la col rizada y las fresas. Esta dieta permite casi todo tipo de frutas, verduras o alimentos ricos en polifenoles. Dado que los polifenoles activan las proteínas sirtuinas en su cuerpo, la dieta *Sirtfood* se construye en torno a alimentos similares. Cuando los compuestos de polifenol activan las sirtuinas, su cuerpo experimenta cambios que imitan el efecto del ejercicio y el ayuno. En última instancia, esto le ayuda a perder peso. Por lo tanto, es necesario recargarse con aquellas opciones que contienen polifenoles.

Las sirtuinas también se conocen como SIRT, o reguladores silenciosos de la información, que afectan la tasa metabólica y dificultan el proceso de envejecimiento. Además, las SIRT también regulan el modo en que el organismo descompone el azúcar para producir energía y almacenar grasa. Este fenómeno es especialmente necesario cuando su cuerpo se somete a una gran restricción calórica, lo que ocurre cuando introduce los *sirtfood* en su dieta. Como se quema más energía y se almacena menos grasa, al final se pierde peso.

Dado que la dieta *Sirtfood* se basa en un método de restricción calórica, los *sirtfood* no son la única razón por la que se reduce la grasa. Incluso si disminuye las calorías en una dieta normal, perderá peso. Se trata principalmente de la restricción de calorías y de una alimentación saludable, pero la dieta *Sirtfood* adopta un enfoque mitad y mitad: una restricción de calorías emparejada con el efecto de los *sirtfood*. Debido a esto, se cree que la dieta *Sirtfood* es una de las dietas de restricción calórica más eficaces que ayudan a perder peso en un santiamén. La dieta *Sirtfood* activa los SIRT en las mitocondrias de cada célula del cuerpo, lo que le ayuda a perder peso, la dieta baja en calorías también le ayuda a mantenerse alejado de los carbohidratos vacíos, que contribuyen al envejecimiento de la piel y el cuerpo.

Ahora que sabe qué son las sirtuinas, aprenda también la ciencia que hay detrás de estas moléculas.

¿Cómo afecta la presencia de las sirtuinas a nuestro organismo?

Todos los mamíferos y los seres humanos tienen siete tipos diferentes de sirtuinas en las mitocondrias de sus células corporales, que son de SIRT-1 a SIRT-7. Estos siete tipos de SIRT llevan a cabo funciones únicas, pero colectivamente trabajan para mantener la longevidad del cuerpo y detener el proceso de envejecimiento. Aunque se puede prevenir el envejecimiento prematuro reduciendo la ingesta de calorías, los alimentos que activan las sirtuinas afectan a la eficacia de las sirtuinas del cuerpo a una escala mucho mayor.

La reducción de la ingesta de calorías afecta a la forma en que funcionan, o mejora la actividad, haciéndolas más eficaces para disminuir el envejecimiento, prevenir la inflamación y combatir los efectos secundarios negativos del estrés. Esto también conlleva otros beneficios para la salud.

La investigación inicial sobre las sirtuinas, realizada en el MIT, se remonta a 1991. Una de las primeras sirtuinas descubiertas se encontró en *Saccharomyces cerevisiae*, una especie de levadura, también conocida como levadura de panadería. Esta sirtuina recibió el nombre de Sir2 - Regulador silencioso de la información. El estudio también descubrió que esta sirtuina aumentaba específicamente la longitud de los telómeros de los cromosomas humanos y, por tanto, ralentizaba considerablemente el proceso de envejecimiento.

Los telómeros, que se encuentran en todas las células humanas, son las «tapas» o extremos protectores de los cromosomas. A medida que envejecemos, la longitud de nuestros telómeros se ve comprometida y nuestro cuerpo envejece, lo que se manifiesta en el aumento de peso, la lentitud del metabolismo y la flacidez de la piel. Estudios recientes, de los últimos veinte años, han demostrado que la longitud de los telómeros aumenta con una mayor actividad de la sirtuina. Además, se comprobó que los niveles de SIRT detectados en el estudio aumentan la duración de la vida y disminuyen el envejecimiento.

Dado que su estructura está muy bien conservada, los estudios aún no han concluido el comportamiento y el efecto exactos de las mismas en los organismos humanos y animales. Su presencia en el reino animal se remonta a tiempos antiguos, por lo que sabemos que no son una anomalía evolutiva en los humanos.

Los siete tipos de sirtuinas

Echemos un vistazo a los siete tipos de sirtuinas y cómo afectan al cuerpo.

SIRT-1: Desde que descubrimos las sirtuinas como grupo de proteínas, la SIRT-1 ha sido un elemento de curiosidad. Se estudió durante muchos años y fue el componente principal de la investigación en la mayoría de los casos de longevidad. La restricción calórica apoya la respuesta positiva de esta sirtuina en particular en la promoción del antienvejecimiento y otros avances relacionados con la salud. También se llegó a la conclusión de que el aumento de la regulación con la restricción de calorías ofrece beneficios y apoyo a la salud neurológica. Además de esto, se sabe que la SIRT-1 induce la recombinación homóloga dentro de las células humanas, promoviendo la reparación del ADN y recombinando las roturas que se producen en el ADN, apoyando la salud de las células del cuerpo y la longevidad. También es especialmente útil para combatir la inflamación y potenciar el metabolismo.

Además, este tipo de sirtuina protege al cuerpo humano de las enfermedades metabólicas, induce una respuesta al estrés y previene las afecciones cardiovasculares y varios tipos de cáncer. Por último, también se sabe que afecta a las respuestas neurológicas del organismo y lo protege de varios trastornos neurodegenerativos.

SIRT-2: Esta proteína es notablemente útil para las personas que luchan contra la grasa extra, particularmente los individuos obesos. Cuando se combina con la restricción calórica, esta sirtuina elimina el exceso de tejido graso, ayudando a alcanzar un peso saludable mediante una rápida pérdida de grasa. Sin embargo, aumenta el tejido graso en los animales. La SIRT-2, que se encuentra principalmente en el citoplasma y en parte del núcleo, promueve el crecimiento celular y protege la degeneración de las células viejas. Aunque, necesitamos más estudios e investigaciones para entender las funciones patológicas y fisiológicas de esta proteína. Las principales funciones de esta proteína incluyen la tumorigénesis y la expansión celular.

SIRT-3: Esta sirtuina es probablemente la más eficaz en términos de propiedades antioxidantes. Los niveles bajos de esta sirtuina en animales pueden activar el efecto de los radicales libres, que pueden causar daño oxidativo. Si su cuerpo tiene altos niveles de radicales libres, puede ser difícil para usted perder peso. El objetivo principal de la SIRT-3 es impulsar el metabolismo e inducir la pérdida de peso.

En conjunto, SIRT-1, SIRT-2 y SIRT-3 estimulan numerosos beneficios para la salud, tales como:

- Quemar el exceso de grasa y evitar que se siga acumulando.

- Inducir la liberación de insulina y controlar los niveles de azúcar en sangre.

- Regular las células beta en el páncreas, lo que controla los niveles de insulina.

- Reducir la producción de glucosa en el hígado y las posibilidades de acumulación de grasa y obesidad.

- Promover el crecimiento de las células musculares al favorecer el avance de nuevas mitocondrias.

- Desalentar la formación y el crecimiento de la grasa, o adipogénesis.

- Apoyar continuamente la producción de colesterol HDL, también conocido como colesterol saludable.

- Entrenar a los músculos para que reaccionen a la sensibilidad de la insulina, lo que mejora la absorción de la glucosa en el flujo sanguíneo.

- Permitir que las células grasas reciban más adiponectina, que estimula una respuesta inflamatoria ampliada.

SIRT-4: Como se ha mencionado anteriormente, los cromosomas constan de unas tapas finales conocidas como telómeros que preservan su vida y estructura. Sin estos, se deterioran y acortan con la edad. Por esta razón, la presencia de SIRT-4 es necesaria. Esta proteína aumenta la secreción de insulina, que regula los niveles de azúcar en la sangre y protege al organismo de enfermedades relacionadas, como la diabetes. La SIRT-4 está directamente relacionada con la sensibilidad a la insulina y ayuda a regularla.

SIRT-5: Este tipo de proteína se encarga principalmente de la desintoxicación del amoníaco, convirtiéndolo en urea. Esta conversión tiene lugar en el proceso de lucha contra los radicales libres y las toxinas dañinas; la urea se excreta a través de la orina. SIRT-5 regula las funciones de desintoxicación en el cuerpo humano, que lo prepara para la pérdida de peso.

SIRT-6: Se cree que este tipo es el más eficaz para aumentar la longevidad. Se necesitarán más investigaciones para demostrar esta afirmación. Al igual que la SIRT-1, esta sirtuina ayuda a reparar el ADN dañado y las rupturas del ADN. Es una proteína unida a la cromatina, que elimina los grupos acetilo de los aminoácidos encontrados en los alimentos que consumimos, un proceso esencial para la desintoxicación y la renovación del ADN.

Además, si la SIRT-6 está presente en exceso, puede provocar la reparación recombinacional homóloga. En estudios recientes, se ha demostrado que la ausencia de SIRT-6 en los animales puede provocar varios problemas de envejecimiento incluso en los primeros años de vida. Los signos de una baja actividad de SIRT-6 incluyen la degeneración ósea, la inmunodeficiencia y la colitis.

Además, la SIRT-6 también ayuda a segregar una enzima llamada citoquina, un factor de necrosis tumoral (TNF), que combate la inflamación sistémica y ayuda a prevenir ciertas formas de cáncer. También puede impulsar el metabolismo y reparar el ADN.

SIRT-7: Esta proteína es conocida por sus propiedades de unión de extremos no homólogos que corrigen las roturas de la doble cadena del ADN. En varios estudios realizados en ratones, se descubrió que esta proteína prevenía el envejecimiento prematuro y reducía el envejecimiento de las células. Sin embargo, la SIRT-7 es la principal responsable de la transcripción del ARN.

Los siete tipos existen en diferentes componentes dentro de las células del cuerpo humano. Por ejemplo, la SIRT-2 se encuentra en el citoplasma, la SIRT-1, la SIRT-6 y la SIRT-7 se encuentran en el núcleo, mientras que la SIRT-3, la SIRT-4 y la SIRT-5 se encuentran en la mitocondria.

Aunque los estudios aún están en curso, y necesitamos más pruebas sustanciales para respaldar estas afirmaciones, es indudable que varias sustancias naturales afectan al funcionamiento de las sirtuinas y mejoran los resultados. Por ejemplo, componentes del cuerpo humano, como las hormonas, los nutrientes y los extractos botánicos, afectan a las sirtuinas de un modo u otro. Otras afirmaciones sobre los efectos de otros materiales naturales sobre las sirtuinas solo pueden probarse tras un estudio exhaustivo en animales y en tubos de ensayo.

El impacto de los compuestos dietéticos sobre las sirtuinas

Los diferentes componentes del cuerpo reaccionan de manera diferente a las SIRT y producen efectos variados. Estos componentes pueden ser hormonas, nutrientes o incluso extractos botánicos.

Echemos un vistazo a estos compuestos y sus efectos en el cuerpo.

1. Pterostilbeno

Este componente antioxidante, que se encuentra abundantemente en los arándanos, estimula la SIRT-1, que promueve las propiedades antiinflamatorias. El pterostilbeno regula y estimula la SIRT-1, que se dirige a las partes del cuerpo afectadas por la inflamación y reduce el efecto negativo de los radicales libres. Además, el pterostilbeno también favorece un mayor flujo de oxígeno al corazón, lo que estimula la renovación y protección celular.

2. NAD

El NAD, o dinucleótido de nicotinamida y adenina, es un compuesto químico que se encuentra naturalmente en el cuerpo. Se sabe que es un factor que contribuye a estimular el metabolismo. Hay dos tipos de NAD, NAD+ y NADH. Son necesarios altos niveles de NAD+ para que las sirtuinas funcionen, y el cuerpo humano necesita NR o Nicotinamide riboside para mantener dichos niveles de NAD+. Cuando los niveles de NR se incrementan en el cuerpo, los niveles de NAD+ también aumentan. Esto regula y fomenta la función de las sirtuinas en el cuerpo, donde se cosechan los beneficios del antienvejecimiento, la antiinflamación y la desintoxicación. Los niveles de NR pueden verse afectados por la restricción calórica.

3. Resveratrol

Este compuesto se encuentra comúnmente en el vino tinto y regula y estimula varias sirtuinas y aporta muchos beneficios para la salud. La SIRT-1 está principalmente afectada y regulada por este compuesto, cuyo efecto es el antienvejecimiento y renovación del ADN. Por eso se presume que beber un vaso de vino tinto de vez en cuando puede prevenir las líneas de expresión y las arrugas en la piel. Además, se sabe que potencia las propiedades antioxidantes de las sirtuinas, que ayuda a combatir los radicales libres y elimina las toxinas. También se cree que el resveratrol mejora la resistencia de la insulina, que regula los niveles de azúcar en la sangre. El SIRT-4 también se ve afectado por este compuesto, que ayuda a proteger los telómeros del daño de los radicales libres.

4. Melatonina

La melatonina, que se encuentra en abundancia en los huevos, el pescado y los frutos secos, potencia la actividad de las sirtuinas en general. La principal sirtuina que estimula este compuesto es la SIRT-1. La melatonina se conoce comúnmente por ayudar a dormir, y se encuentra naturalmente en el cuerpo por la noche, señalando al cuerpo que es hora de descansar, pero no se recomiendan los suplementos, especialmente si se toman antidepresivos porque pueden reducir los niveles de dopamina.

5. Curcumina

La curcumina se encuentra en la cúrcuma y actúa como un flavonoide, que es un grupo de compuestos de origen vegetal conocidos por sus propiedades antioxidantes. Otros flavonoides se encuentran normalmente en frutas, verduras, hierbas y especias.

Al igual que otros compuestos, la curcumina regula significativamente la SIRT-1, que ofrece propiedades antioxidantes y protege el sistema nervioso favoreciendo el crecimiento de las células nerviosas y previniendo su daño. Además de la SIRT-1, la curcumina aumenta la SIRT-3, SIRT-5, SIRT-6 y SIRT-7. En general, el compuesto protege el sistema nervioso, refuerza la inmunidad y desintoxica el organismo.

Se cree que mejora las funciones corporales y aporta varios beneficios a la salud. Por eso necesitamos una dieta rica en sirtuinas y baja en calorías.

Capítulo 3: Los beneficios delas sirtuinas

Ahora que sabe qué son las sirtuinas y cómo funcionan, vamos a profundizar en sus beneficios y en por qué su dieta debe incluir alimentos que activen las sirtuinas.

Como se ha explicado anteriormente, las sirtuinas ofrecen varios beneficios además de ayudar a la pérdida de peso. Ayudan a reducir la inflamación, a activar el metabolismo, a disminuir el apetito y ayudan a la desintoxicación. Echemos un vistazo a cada beneficio en detalle.

1. Reducción de la inflamación

La inflamación es una de las principales causas de la hinchazón y de un aspecto general voluminoso, y también se ha demostrado que conduce al aumento de peso. Si quiere perder peso, uno de los factores en los que hay que centrarse es en los niveles de inflamación del cuerpo. La SIRT-1 es la sirtuina principal en relación a la prevención de la inflamación y controla varias respuestas al estrés, incluyendo el estrés genotóxico, el estrés hipóxico y el choque térmico. El consumo de alimentos que activan la sirtuina puede combatir eficazmente este problema. La mejor sirtuina para reducir el dolor es la SIRT-1. Cuando se combina con el estrés oxidativo, la inflamación crónica puede provocar resistencia a la insulina, aumentando el riesgo de diabetes de tipo 2.

Además, los efectos de la inflamación están parcialmente asociados al ritmo metabólico. Incluso un ligero cambio en los niveles de sirtuinas puede alterar significativamente los procesos fisiológicos. Cuando se alteran los niveles de NAD+ en el cuerpo, puede afectar significativamente el ritmo circadiano, que está directamente relacionado con la activación cíclica de 2 tipos principales de sirtuinas asociadas a las propiedades inflamatorias: SIRT-1 y SIRT-6. Cada vez que el ritmo circadiano cambia, afecta la inflamación del cuerpo. La activación de las sirtuinas en el cuerpo reduce tanto la inflamación crónica como la aguda.

Cuando se introduce el resveratrol en la dieta, se estimula el funcionamiento de la SIRT-1, lo que reduce la inflamación crónica; lo mismo ocurre con el aumento de los niveles de NAD+, que potencia el metabolismo o lo reequilibra si es demasiado bajo. Este fenómeno también reequilibra la homeostasis.

2. Aceleración del metabolismo

Las sirtuinas tienen múltiples efectos reguladores constantes en las partes más importantes del cuerpo, como el corazón, el cerebro, los nervios, el sistema inmunitario, los vasos sanguíneos y el metabolismo. De todos estos beneficios, el efecto de las sirtuinas sobre la tasa metabólica es el más notable (con la pérdida de peso y la forma física). Como sabrá, el metabolismo se acelera para quemar más calorías cada vez que come. Quienes tienen una tasa metabólica más alta tienden a perder peso incluso durante el descanso, lo que se conoce como tasa metabólica basal. Cuanto mayor es la tasa metabólica basal, más calorías se queman sin que la persona haga esfuerzo. Es importante señalar que la SIRT-1 es la sirtuina más eficaz para aumentar la tasa metabólica.

Como puede ver, es necesaria una tasa metabólica alta para quemar más calorías y para perder o mantener el peso corporal. Sin embargo, no todo el mundo tiene la bendición de un metabolismo rápido. Se necesitaría comer intermitentemente a lo largo del día para mantener el metabolismo en funcionamiento; pero normalmente esto podría causar un efecto adverso si la persona en cuestión consume más calorías de las que quema. Se aconseja comer en porciones más pequeñas cada 2 o 3 horas, o hacer ejercicio todos los días para seguir quemando calorías incluso cuando el cuerpo está en reposo.

Otra forma de aumentar la tasa metabólica es incluir alimentos que activen la sirtuina, o *sirtfood*, en una dieta baja en calorías. Al consumirlos con regularidad, se mantiene la tasa metabólica alta durante todo el día.

Por ejemplo, un *sirtfood* popular es el chile ojo de pájaro, un ingrediente rico en sirtuinas. También tiene otro componente importante conocido como capsaicina, que le da un sabor picante y aumenta la temperatura corporal. Este compuesto trabaja conjuntamente con las sirtuinas para aumentar la tasa metabólica.

Dormir con regularidad también es necesario para mantener la tasa metabólica bajo control. El estrés añadido y la falta de sueño causan estragos en los patrones de alimentación, lo que en última instancia conduce al aumento de peso. Se aconseja dormir al menos entre siete y ocho horas cada noche. Esto reducirá el estrés y proporcionará más energía para un ejercicio más eficiente, que finalmente quemará más calorías y mantendrá el metabolismo alto. Como ve, ¡todo está conectado!

3. Disminución del apetito

No es de extrañar que seguir una dieta restrictiva pueda ser un reto, ya que es natural ser bombardeado por antojos no deseados y una necesidad constante de comer compulsivamente, especialmente en las primeras etapas de la dieta. El hábito de picar frecuentemente puede aumentar los niveles de hambre, incluso cuando el cuerpo no necesita nutrientes. Cuando alguien come por aburrimiento y no por hambre, suele saciar los antojos con azúcar y calorías innecesarias, lo que puede provocar un rápido aumento de peso y un envejecimiento prematuro.

El consumo de *sirtfood* puede reducir los antojos en cierta medida, lo que a su vez disminuye el apetito a largo plazo. Ciertos alimentos, como el trigo sarraceno y las fresas, están repletos de fibra que mantienen saciado durante mucho tiempo y ayudan a evitar el hambre. En última instancia, esto hace que se mantenga dentro del rango de calorías y pierda peso rápidamente. Por lo tanto, si usted busca reducir los antojos de azúcar, los *sirtfood* son la elección indicada.

4. Ayudar a la desintoxicación

Comer alimentos que activan la sirtuina, ayuda a activar el proceso de las células de eliminar los residuos y las toxinas del cuerpo. La desintoxicación de los residuos y toxinas perjudiciales prepara al cuerpo para la pérdida de peso y mantiene a raya los problemas de salud. Ciertos tipos de sirtuinas, como la SIRT-5, estimulan las propiedades antioxidantes presentes en algunos compuestos. Lucha activamente contra los radicales libres y reduce el estrés oxidativo en el cuerpo. Esto no solo le ayuda a perder peso, sino que también aporta otros beneficios correlativos para la salud, como el envejecimiento lento y el aumento de la tasa metabólica.

Todos conocemos los principales beneficios de hacer ejercicio. No solo quema calorías y preserva la salud del corazón, también aumenta la desintoxicación al combatir los radicales libres, tan dañinos para el cuerpo humano. Este fenómeno se potencia aún más, con el ejercicio, dada la regulación y el incremento de las sirtuinas y su impacto positivo en nuestra salud.

5. Reducción del envejecimiento

Las sirtuinas también reducen el proceso de envejecimiento de las células corporales. Dado que estos compuestos detienen el envejecimiento y reducen la inflamación, rejuvenecen las células moribundas y apoyan la producción de nuevas células.

Las propiedades antienvejecimiento de las sirtuinas se observan especialmente en tipos de levadura como *Caenorhabditis elegans* y *Drosophila*. Y la biogénesis mitocondrial, PGC-1alfa, está regulada por la SIRT-1, que proporciona varios beneficios para la salud, siendo el envejecimiento lento uno de los principales. El resveratrol, que es otro activador de la SIRT-1, también aumenta el mecanismo de la biogénesis mitocondrial.

Se sabe que el ejercicio frecuente aumenta la actividad de las sirtuinas, en particular de la SIRT-1. Un estilo de vida activo promueve diversos beneficios para la salud, por lo que, naturalmente, también activará los efectos positivos de las sirtuinas. Incluso una rutina de ejercicio suave puede estimular la actividad de la SIRT-1. El efecto aumenta con la intensidad del ejercicio. Además, se cree que los efectos del ejercicio en el cuerpo tienen otros beneficios para la salud. Por ejemplo, los adultos activos están a salvo de la sarcopenia relacionada con la edad, o desgaste muscular, debido al aumento de la actividad de las sirtuinas.

6. Reducción de enfermedades neurológicas relacionadas con la edad

Además de reducir los problemas físicos y fisiológicos relacionados con la edad, las sirtuinas también protegen al cerebro del envejecimiento y reducen las enfermedades neurológicas relacionadas con la edad. Entre ellas se encuentran el Alzheimer, la degeneración walleriana, la enfermedad de Huntington y la enfermedad de Parkinson. Fenómenos como la degeneración axonal y la muerte celular de las neuronas dopaminérgicas son algunas de las causas de estas enfermedades neurodegenerativas; justo donde intervienen las sirtuinas. Los efectos positivos de la

SIRT-1 protegen al cerebro de la atrofia. La SIRT-1 no solo protege del daño nervioso, sino que también potencia la regeneración celular y, en ocasiones, se cree que revierte las enfermedades neurológicas.

Así que, en definitiva, la SIRT-1, que potencia la longevidad de las mitocondrias humanas, potencia el antienvejecimiento general del cuerpo y la mente. Si se combina con la restricción de calorías, se pueden conseguir mejores resultados. Estas propiedades también ayudan a combatir las enfermedades cardiovasculares, ya que son producto de los radicales libres y el envejecimiento. Cuando se activa con el compuesto resveratrol, los efectos de esta sirtuina mejoran las funciones vasculares del organismo y protegen contra los problemas relacionados con el corazón.

Capítulo 4: ¿Es para usted la dieta Sirtfood?

Aunque la dieta *Sirtfood* es muy recomendable para las personas que intentan perder peso y ponerse en forma, primero hay que decidir si es para uno o no. Restringir las calorías y basar los planes nutricionales en los alimentos de la dieta *Sirtfood* no es aconsejable para las personas con problemas de salud subyacentes. Esto se aplica especialmente a las personas con tiroides disfuncional, desequilibrios hormonales y deficiencias. Se aconseja consultar con un médico antes de seguir cualquier nuevo plan de alimentación restrictivo. Esto es especialmente cierto en el caso de la dieta *Sirtfood*, ya que elimina grupos enteros de alimentos y limita la ingesta de calorías a 1.000 calorías para todo individuo, independientemente de su peso y altura, lo que puede agravar las complicaciones de salud existentes para aquellos con un físico más exigente o estilos de vida más activos.

Si quiere saber si esta forma de comer es adecuada para usted, tenga en cuenta estas preguntas.

1. ¿Su día o rutina son muy activos?

Dado que la dieta *Sirtfood* reduce en gran cantidad las calorías, las personas muy activas durante el día no deberían seguirla. La restricción calórica puede afectar fuertemente las actividades diarias y reducir la productividad. Si su trabajo implica una gran cantidad de trabajo físico y arduo, esto no es para usted. Las personas con trabajos activos, como los empleados de grandes almacenes, los repartidores u otras personas que realizan actividades físicas vigorosas, necesitan consumir más calorías. Dado que la dieta *Sirtfood* restringe drásticamente la ingesta de calorías (solo 1000 calorías al día durante la primera semana), es demasiado poco para estilos de vida muy activos. No concederle al cuerpo el número necesario de calorías que requiere para las actividades exigentes, puede conducir a duras repercusiones en la salud.

Esto también se aplica a las personas que realizan ejercicios de alta intensidad todos los días, especialmente si requieren más de 300 a 500 calorías por sesión (dependiendo de la edad, el peso y la altura del individuo). Aunque mantenerse activo es necesario, es crucial asegurarse de que el cuerpo no está experimentando un estrés adicional por seguir esta dieta.

2. ¿Sufre de problemas médicos?

Se desaconseja a las personas que sufren complicaciones médicas que sigan este plan de alimentación. Por ejemplo, las personas con problemas de riñón pueden verse muy afectadas por esta dieta. La deshidratación y la pérdida de masa muscular son efectos secundarios comunes, por lo cual debe estar seguro antes de tomar la decisión. Las personas con diabetes tampoco deberían seguir esta dieta. Debido a que los planes nutricionales *sirtfood* requieren consumir una medida fija de carbohidratos, cualquier cantidad por encima o por debajo del umbral designado puede empeorar la condición de las personas con diabetes.

3. Tenga en cuenta sus condiciones físicas

Dado que este plan se centra principalmente en la restricción de calorías y en la inclusión de *sirtfood*, puede producir resultados diferentes para determinadas personas. Por ejemplo, las personas con sobrepeso o muy musculosas necesitan más calorías durante el día. El cuerpo de las personas con una complexión más ancha también necesita más calorías a lo largo del día.

El sexo también influye en el consumo de calorías. Dado que las mujeres necesitan menos calorías que los hombres para mantenerse a lo largo del día, pueden soportar más fácilmente esta dieta en comparación con los hombres. Además, dado que la dieta *Sirtfood* comprende una ingesta calórica fija para todos, las personas con una estructura más ancha o más alta pueden no ser capaces de seguirla. Por ejemplo, las mujeres que miden 1,5 metros pueden pasar cómodamente el día con solo 1.000 calorías; sin embargo, quienes miden 1,80 metros necesitan más de 1.000 calorías, incluso en los programas de pérdida de peso. Básicamente, cada individuo necesita un número específico de calorías para, al menos, cubrir sus actividades diarias básicas. Cualquier cosa menor a ese número puede ser peligroso para la salud.

Puede encontrar calculadoras online para comprobar el número de calorías que necesita en un día en función de su edad, altura, peso y sexo. A continuación, tiene que calcular el número de calorías que necesita para perder peso. Si el número es superior a 1000 calorías, absténgase de la dieta.

Por lo tanto, antes de empezar, considere sus condiciones físicas, edad y género. Si sus condiciones y el número de calorías necesarias coinciden con las directrices, está listo para empezar.

4. ¿Tiene hábitos poco saludables?

Hábitos poco saludables como fumar y beber pueden dificultar los resultados. Estos hábitos poco saludables pueden entorpecer cualquier dieta. Cuando se sigue un plan de nutrición con restricción de calorías que incluye ingredientes saludables (principalmente verduras, frutas y proteínas magras), fumar y beber pueden afectar los efectos positivos que se esperan. Aunque está permitido tomar una o dos copas de vino tinto, una gran ingesta de alcohol o tomar bebidas alcohólicas con un alto contenido calórico puede provocar un aumento de peso, ya que estas bebidas están compuestas principalmente por calorías vacías. Además, fumar puede alterar su patrón de respiración y perturbar el funcionamiento de sus pulmones, lo que puede causar un desequilibrio en otras funciones corporales, además de la enorme cantidad de toxinas que puede acumular en su cuerpo. Estos malos hábitos provocan conjuntamente un aumento de peso y agravan diversos problemas de salud, especialmente a largo plazo.

Si tiene estos hábitos poco saludables, intente dejarlos antes de seguir esta dieta. Aunque es difícil dejarlos de golpe, intente dar un paso a la vez. Hágalo no solo por la dieta sino también por su salud futura. Este plan es una gran manera de eliminar los hábitos poco saludables y de seguir patrones de alimentación más sanos y un estilo de vida más saludable.

Dado que la dieta *Sirtfood* es una nueva tendencia en el mundo del *fitness*, tome todas las precauciones necesarias antes de adentrarse en la experiencia para asegurarse de que se trata de un modo de vida sostenible para usted. Dado que esta dieta se compone principalmente de frutas, verduras, cereales y otros ingredientes saludables, no es tan restrictiva como la gente piensa; simplemente limita su consumo a los alimentos no transgénicos y, por lo demás, le permite consumir lo que quiera con moderación. Este plan de dieta tiene grandes propiedades antiinflamatorias, antioxidantes y antienvejecimiento que favorecen su salud a largo plazo. Siempre existe un margen para ajustar el número de calorías, ingredientes y otras directrices para seguir la dieta con seguridad. Incluso si no puede incorporar una gran cantidad de *sirtfood* en su dieta, seguir el plan de restricción de calorías y comer tanta comida saludable como pueda debería ser suficiente.

SEGUNDA PARTE: Seguir la dieta

Ahora que conoce los fundamentos de la dieta *Sirtfood*, es momento de aprender los aspectos prácticos: su incorporación, los principales *sirtfood*, cómo seguir y mantener las fases 1 y 2, un plan de dieta de 21 días y algunas recetas.

Capítulo 5: Los 20 mejores alimentos de la dieta

Antes de hacer la lista de las compras, debe conocer los 20 alimentos principales que se pueden consumir en esta dieta.

Echemos un vistazo.

1. Col rizada

Cualquier verdura de hoja verde es una bendición para la pérdida de peso. La col rizada está bastante incorporada en la mayoría de las dietas, y en los planes nutricionales basados en *sirtfood*, se puede hacer un jugo para consumir todos los días. Aunque no es necesario, es muy recomendable para perder peso, y tiene numerosos beneficios para la salud, ya que está repleta de propiedades antioxidantes. La col rizada es rica en dos importantes componentes necesarios para perder peso: la quercetina y el kaempferol. Estos activan las sirtuinas en el organismo, lo que en última instancia potencia el metabolismo.

Este versátil ingrediente puede utilizarse de varias formas. Una de ellas es trocearlo, añadirle jugo de limón y aceite de oliva, y servirlo como ensalada con otros ingredientes de sirtuina. Con dos a cuatro gramos de fibra dietética en solo una taza de col rizada, este ingrediente denso en fibra le mantendrá lleno durante algún tiempo. El alto contenido de glucosinolatos de la col rizada le confiere propiedades anticancerígenas y antioxidantes. Por último, el bajo contenido calórico de la col rizada mantiene el rango de calorías diario y semanal bajo control.

2. Cebollas rojas

Las cebollas son uno de los ingredientes más importantes en la cocina; añaden mucho sabor y son increíblemente saludables. A diferencia de sus homólogas blancas, las cebollas rojas no son tan picantes y tienen un gusto dulce. Se puede utilizar en la cocina o comerla cruda. Las cebollas rojas tienen un alto contenido en fibra soluble, que mejora el movimiento intestinal y mantiene la saciedad. Además, la fibra es un componente esencial para la pérdida de peso. Una cebolla roja contiene alrededor de 3 gramos de fibra.

Además, las cebollas rojas son bajas en calorías y son ideales para una dieta con restricción de calorías. Una taza de cebollas picadas solo contiene unas 64 calorías. Pruebe comerlas crudas con sus comidas o prepárelas en sándwiches saludables.

3. Fresas

¿A quién no le gustan las fresas? Por qué no servir esta sabrosa fruta con diferentes postres. Es uno de los alimentos más populares de la lista porque se puede comer y hacer jugos. Las fresas son ricas en antioxidantes y eliminan los residuos nocivos del cuerpo. Esto no solo ayuda a perder peso, sino que también mejora la textura de la piel y el cabello. La desintoxicación rejuvenece las células y detiene el proceso de envejecimiento.

En comparación con otras frutas, las fresas contienen una baja cantidad de azúcar: alrededor de 1 cucharadita de fructosa por cada 100 gramos, lo que es casi insignificante. Es totalmente distinta del azúcar artificial, que debería eliminarse por completo de la dieta. El azúcar artificial, que se conoce como sacarosa, podría hacer envejecer la piel y el cuerpo, al tiempo que añade calorías vacías a la dieta. Pero las frutas como las fresas son una fuente saludable de azúcar natural y le ayudarán a sentirse rejuvenecido y con energía en una dieta baja en calorías.

Puede añadirlas a batidos, a ensaladas, o incluirlas en panqueques saludables hechas con trigo sarraceno (otro *sirtfood*); las opciones son ilimitadas. Al consumir fresas, está entrenando a su cuerpo para que absorba los carbohidratos azucarados y los maneje bien.

4. Vino

En contra de la creencia popular, el vino, si se consume con moderación, es saludable para el organismo. Es uno de los alimentos que más atrae a las personas a la dieta y a los entusiastas del *fitness* para probarla. El vino tinto ofrece un sinfín de beneficios para la salud, como la mejora de la textura de la piel, la regeneración celular e incluso la pérdida de peso. El vino tinto contiene un importante polifenol llamado resveratrol, que ofrece propiedades antienvejecimiento.

Este componente combate las enfermedades de la piel y mantiene a raya las arrugas y las líneas de expresión. El *Pinot Noir* debería ser su principal elección de vino tinto en la dieta *Sirtfood*, ya que contiene una generosa cantidad de resveratrol. Beba uno o dos vasos de vino tinto cada día, o cada dos días, para perder peso.

5. Té verde *matcha* (o té verde simple)

Aunque el té verde *matcha* es un ingrediente menos conocido, es un complemento popular para la salud y el *fitness*, y con razón. El *matcha* es un concentrado de té verde, que está repleto de nutrientes y de todos los beneficios de la bebida estándar de té verde. Las hojas jóvenes de té verde se tratan y se muelen y luego se forma un polvo verde brillante. Se puede consumir añadiéndolo y mezclándolo con agua caliente, igual que el té verde.

El *matcha* es rico en propiedades antioxidantes (mucho más que el té verde debido a su forma concentrada) y favorece la pérdida de peso. También se sabe que este polvo verde mejora el metabolismo y la resistencia al ejercicio, lo que ayuda a quemar más calorías. Debería poder encontrar té verde *matcha* en las tiendas asiáticas locales o pedirlo por Internet. Este ingrediente se utiliza mucho en el jugo verde *sirtfood*. Mezcle ½ cucharadita de este té verde *matcha* en agua caliente y consúmalo dos veces al día.

6. Chocolate negro (85% de cacao)

Otro de los elementos favoritos de la lista, el chocolate negro, es una de las mejores opciones para las personas a dieta que tienen dificultades para combatir los antojos. El chocolate con al menos un 85% de cacao regula la salud del corazón y estabiliza la presión arterial. Este ingrediente agridulce está cargado de antioxidantes que eliminan las toxinas del cuerpo y lo preparan para perder peso. Además, reduce y combate las enfermedades, reduce la oxidación y refuerza el sistema inmunitario. El chocolate negro contiene un compuesto llamado flavanoles, que regula el flujo sanguíneo.

Controle su consumo, ya que es rico en calorías. No consuma más de 1 o 2 pastillas de chocolate negro al día, ya que alcanzará la mayor parte del número total de calorías. Dado que la dieta *Sirtfood* se centra estrictamente en la restricción de calorías, tenga especial cuidado al consumir chocolate negro, ya que una pieza supondrá entre 55 y 60 calorías.

7. Aceite de oliva extra virgen

El aceite de oliva es rico en grasas saludables (ácidos grasos monoinsaturados o MUFA) necesarias para mantener los niveles de azúcar en la sangre equilibrados y la salud del corazón. Al tener una base más pesada, le mantiene lleno durante algún tiempo y reduce los antojos. El aceite de oliva extra virgen se elabora prensando aceitunas y utilizando la grasa extraída, que es saludable para el organismo. Esta opción de aceite de oliva es más saludable, ya que no está procesado ni refinado.

Utilice el aceite de oliva extra virgen para cocinar sus comidas o rocíe un poco sobre sus ensaladas. Puede utilizarlo como base para los aderezos de las ensaladas. Además de ser rico en grasas saludables, el aceite de oliva extra virgen es rico en triglicéridos de cadena media (MCT) que promueven la producción del péptido YY. Esta hormona regula el apetito y disminuye el hambre. Como el aceite de oliva también está cargado de calorías, se aconseja utilizar este ingrediente con moderación.

8. Perejil

El perejil es una hierba de adorno en la mayoría de los platos, pero en esta dieta también lo utilizamos como ingrediente del popular jugo verde *sirtfood* (la receta se encuentra en el último capítulo). Pruebe otros platos populares como el pesto *sirtfood* añadiéndole nueces. Con solo 22 calorías y 0,47 gramos de grasa en 1 taza de perejil, este ingrediente es un complemento perfecto en cualquier dieta para adelgazar. Y lo que es más importante, es rico en apigenina, que es un flavonoide dietético utilizado para tratar la inflamación. Actúa como un antioxidante que combate los radicales libres.

Además, el alto contenido en fibra del perejil regula los movimientos intestinales y mejora la digestión. El perejil es rico en hierro, que mejora el proceso de regeneración celular y aumenta la producción de glóbulos rojos. Por suerte, incorporar el perejil en la dieta es fácil debido a su versatilidad.

9. Soja

La soja es rica en proteínas; repara y construye músculos y tejidos, lo que ayuda a quemar grasa y a perder más peso. La proteína es uno de los componentes esenciales para la pérdida de peso. Como la soja contiene proteínas de alta calidad, favorece las principales funciones corporales responsables de la tasa metabólica y de la mejora de la composición corporal. Para los vegetarianos, es un gran sustituto de la carne y el pescado.

La mejor manera de utilizar la soja es fermentarla y convertirla en miso. El miso es un delicioso condimento japonés fermentado que puede utilizarse en sopas, ensaladas y salteados. Dado que la soja y el miso están cargados de activadores de la sirtuina, debe añadirlas a la dieta *Sirtfood*.

10. Arándanos

Las bayas son una parte crucial de toda dieta de pérdida de peso, principalmente por dos razones: son bajas en calorías y altas en propiedades antioxidantes. Las bayas ayudan a desintoxicar el cuerpo y eliminar las toxinas dañinas en la transpiración, la orina o cualquier otra forma de excreción. Este ingrediente es una excelente adición para el desayuno, ya que tiene un sabor fantástico y mejora los batidos o cualquier otra receta salada o dulce. Los arándanos también son ricos en vitamina C y K, fibra dietética, cobre y manganeso. Esta pequeña fruta protege la estructura celular y evita los daños al neutralizar los radicales libres.

Los arándanos son bajos en calorías, lo que los convierte en una opción ideal para perder peso. Tanto si se comen crudos como si se añaden a las recetas, los arándanos ayudan a quemar la grasa del estómago. Como los arándanos son ricos en calcio, pueden prevenir la osteoporosis y fortalecen la densidad ósea. Los arándanos están repletos de propiedades que se dirigen al gen de la delgadez y aceleran la quema de grasas. Son de gran ayuda si sufre de un aumento de grasa abdominal y del vientre.

11. Achicoria roja

La achicoria roja, también conocida como raíz de achicoria, se ha utilizado durante siglos por sus propiedades medicinales y varios beneficios para la salud. Como es baja en calorías, es un complemento ideal para esta dieta de restricción calórica. La achicoria roja disminuye el apetito y reduce la ingesta de alimentos, con lo que se reduce el consumo de calorías. Se cree que este ingrediente reduce la secreción de la hormona del hambre, la grelina.

Además, la achicoria roja mejora los niveles de azúcar en la sangre y potencia la salud digestiva. Si sufre de problemas digestivos, estreñimiento o diarrea, este ingrediente debería ser una buena opción. Por último, la raíz de achicoria es rica en inulina, una fibra con propiedades probióticas. Combate las bacterias dañinas y da lugar a que los microbios buenos se desarrollen y se expandan. La achicoria roja mejora la salud digestiva, regula los niveles de azúcar en la sangre, mejora la absorción de minerales y reduce la inflamación, todo ello necesario para la pérdida de peso. Si no puede encontrar achicoria roja en su zona, la achicoria amarilla es una buena alternativa.

12. Café

Es un ítem controvertido en la lista de los principales alimentos que ayudan a perder peso. El café contiene cafeína, que aumenta los niveles de energía y mejora el rendimiento físico. Dado que va a incluir el ejercicio en su dieta *Sirtfood*, el contenido de cafeína ayudará a mejorar su rendimiento y a quemar más calorías. Se ha demostrado que los bebedores de café suelen tener un menor riesgo de desarrollar diabetes de tipo 2.

La grasa marrón, o tejido adiposo marrón, se quema a un ritmo acelerado después de beber café; esto quema más calorías. El calor del cuerpo se produce al quemar grasa y azúcar, lo que acaba provocando la pérdida de peso. Dado que la grasa marrón provoca un aumento de peso, su objetivo es derretir mucha grasa marrón. Además, el café tiene propiedades antioxidantes que combaten los radicales libres.

13. Nueces

Se cree que comer muchísimas nueces, o cualquier otro fruto seco, puede provocar un aumento de peso. Si bien es cierto que el consumo de calorías extra puede añadir kilos, las nueces pueden ayudar a perder peso. Es uno de los alimentos más populares que puede comerse como tentempié o añadirse al batido del desayuno. Cuando se combina con el chocolate, realza el sabor de cualquier postre. Aunque las nueces tienen un alto contenido de grasas y calorías, pueden ayudar a perder peso.

Esto se debe a que las nueces tienen un alto contenido de proteínas que ayudan a reparar los músculos y los tejidos, y de fibra, que mantiene la sensación de saciedad durante más tiempo. Además, este ingrediente es rico en antioxidantes, lo que ayuda al cuerpo a eliminar las toxinas dañinas y lo prepara para perder peso. Un tipo de antioxidante presente en las nueces, el antioxidante polifenol, conserva la elasticidad de las células sanguíneas y las protege del daño.

14. Cúrcuma

Además de las frutas y verduras ricas en polifenoles, tenemos este ingrediente dorado que también es un elemento básico en la cocina asiática y de Oriente Medio, y por las razones correctas. La cúrcuma tiene propiedades antiinflamatorias conocidas por reducir la hinchazón y la inflamación; ayuda a mantener el peso corporal y disminuye las posibilidades de obesidad. Además, refuerza la salud inmunitaria y reduce el riesgo de cáncer. Todo esto es gracias a una sustancia llamada curcumina, que tiene propiedades antiinflamatorias y anticancerígenas.

La cúrcuma puede añadirse a casi todas las recetas saladas. Sin embargo, como la curcumina es un poco difícil de digerir, puede provocar problemas digestivos en algunas personas. Para facilitar su absorción, utilice la cúrcuma con algunos ingredientes grasos en su cocina. Puede añadir una pizca de pimienta negra para facilitar su digestión en el organismo. Entre la miríada de especias disponibles, la cúrcuma es un alimento eficaz que debe añadirse a la lista.

15. Trigo sarraceno

El trigo sarraceno ha sido un ingrediente popular en el mundo de la salud y el *fitness*. Es rico en proteínas y ayuda a reparar y construir tejidos y músculos. Los músculos bien construidos son necesarios en el proceso de quemar grasa y conseguir un aspecto delgado y tonificado. Además, el trigo sarraceno mejora la salud digestiva y regula los movimientos intestinales. Ofrece un entorno adecuado para el crecimiento de la microflora, lo que ayuda a mejorar la digestión. Además de promover un sistema saludable, también reduce los antojos y disminuye el apetito. Si tiene hambre o antojos de comida, aliméntese con un poco de trigo sarraceno para evitarlos más tiempo.

Lo mejor del trigo sarraceno es que puede añadirse a casi todos los platos salados. Añádalo a la ensalada o mézclelo con gachas; puede ser un ingrediente delicioso y saludable que ayuda a perder peso. También puede preparar postres con este versátil ingrediente. Siempre es útil tener un poco en la despensa si está tratando de perder peso.

16. Rúcula

Esta verdura de hoja verde y con sabor a pimienta es una deliciosa adición en el plan de comidas de *sirtfood*. Este versátil ingrediente se puede añadir a la ensalada, sopa, o cualquier otra comida salada. Dado que la rúcula tiene un 90% de contenido de agua, llena rápidamente y reduce los antojos; lo cual ayuda a disminuir el apetito y a comer menos. En definitiva, consumirá menos calorías, lo que le ayudará a perder peso. Los compuestos indole-3-carbinol e isotiocianato presentes en la rúcula aportan propiedades antiinflamatorias también beneficiosas para la pérdida de peso.

La rúcula es rica en fitoquímicos, que generan propiedades antioxidantes y neutralizan el daño de los radicales. Todo ello prepara al organismo para la pérdida de peso. Además, la rúcula es rica en nutrientes como la vitamina K, la vitamina B y el folato. La vitamina K aumenta la absorción de calcio en el cuerpo, lo que reduce el riesgo de deterioro de los huesos. Por último, la rúcula es extremadamente baja en calorías. Una taza de esta brillante y frondosa verdura contiene solo 40 calorías, lo que la convierte en una opción adecuada para una dieta de pocas calorías.

17. Alcaparras

Las alcaparras son diminutos capullos de flores verdes que se extraen del arbusto alcaparro. Son nativas de algunas partes de Europa, Asia y Australia. Las alcaparras tienen un sabor dulce y salado, lo que las convierte en un gran complemento para los platos salados, como la pasta y las ensaladas. Recién cosechados directamente del arbusto de la alcaparra, estos brotes pueden ser demasiado amargos, por lo que se suelen encurtir. Durante el proceso de encurtido, las yemas suavizan su sabor y adquieren un gusto salado.

Las alcaparras son ricas en antioxidantes y propiedades antiinflamatorias, que, como se sabe, son útiles para perder peso y potenciar la salud metabólica. 100 gramos de alcaparras tienen unas 23 calorías, lo que es un gran complemento para las dietas de restricción calórica como la dieta *Sirtfood*. Otros ingredientes importantes de las alcaparras son la rutina y la quercetina, que tienen propiedades antibacterianas y ayudan a combatir el cáncer. Además, estos componentes regulan la circulación sanguínea y reducen los niveles de colesterol malo.

18. Chile ojo de pájaro

Cualquier componente picante, cuando se añade a las comidas, ayuda a acelerar el metabolismo y a quemar calorías. El chile ojo de pájaro es un tipo de chile pequeño (2 a 3 cm de longitud) y se encuentra comúnmente en los países del sudeste asiático como la India. Estos chiles tienen un olor penetrante y un sabor picante, lo que los convierte en un ingrediente adecuado para los platos tradicionales. Este ingrediente también está compuesto por capsaicina, un componente activo en la mayoría de los chiles que ayuda a perder peso. Cuando se activa, aumenta el calor corporal, lo que acelera el metabolismo. Una tasa metabólica más alta quema más calorías, lo que finalmente ayuda a perder más peso. De hecho, cuanto mayor sea la tasa metabólica, más calorías podrá quemar y más peso podrá perder.

Aunque sea demasiado picante para usted, puede añadir chiles a sus comidas con moderación, y cuando se acostumbre al picante, incorpórelo a su dieta regular. Si lo prefiere, también puede comerlos crudos. Solo 1 o 2 chiles son suficientes para aumentar el calor corporal. Además, tienen muy pocas calorías.

19. Dátiles *Medjool*

Los dátiles *medjool* son una adición súper sabrosa para la lista de alimentos *sirtfood*. Son suaves, dulces, pegajosos y saben igual que los dátiles normales. Algunas personas prefieren no comer dátiles porque se cree que tienen un alto contenido de azúcar, pero si se comen con moderación, le ayudarán a perder peso. Los dátiles *medjool* son ricos en minerales esenciales, como magnesio, cobre, potasio y vitamina B6. Este ingrediente mantiene controlados los niveles de azúcar en la sangre (a pesar de su alto contenido de azúcar) y favorece la salud del sistema nervioso.

Puede comerlos como tentempié o picarlos y añadirlos a la ensalada. Como tienen un alto contenido de fibra, comer 1 o 2 después del almuerzo combatirá los antojos y disminuirá el apetito hasta la siguiente comida. Además, el contenido de fibra evita los picos repentinos de los niveles de insulina y equilibra el azúcar en la sangre.

20. Apio de monte

El apio de monte es una hierba menos conocida que, de hecho, es uno de los mejores alimentos para perder peso. Es rica en antioxidantes, uno de los cuales es la quercetina. Este componente reduce la inflamación del cuerpo, aumenta el rendimiento físico y combate los radicales libres. Todos estos beneficios son útiles para quienes quieren perder peso. Es fácil confundir el apio de monte con el perejil y el apio, ya que tienen el mismo aspecto y tacto, pero el apio de monte tiene un suave sabor a anís, lo cual permite distinguirlo fácilmente.

Esta hierba es versátil y puede utilizarse de varias maneras, como en una ensalada, en una tortilla o combinándola con pollo asado. El apio de monte tiene un agradable aroma que puede realzar el sabor de casi cualquier plato.

Los 20 mejores alimentos no deberían faltar en su plan de comidas. Como puede ver, estos alimentos ayudan a perder peso y a mejorar su salud en general. Estos ingredientes son útiles en conjunto para perder peso, equilibrar los niveles de azúcar en la sangre, mejorar la digestión, elevar la inmunidad, y aumentar el rendimiento corporal. El consumo regular de estos alimentos mejorará su salud física y mental.

Capítulo 6: Fase 1: Inicio

La dieta *Sirtfood* se divide en dos fases, que se basan en el número de calorías y los tipos de comidas a consumir durante el día. En este capítulo, vamos a tratar la Fase 1, que abarca los 3 primeros días de su dieta *Sirtfood*. Si se sigue religiosamente, esta fase puede perder más de dos kilos en siete días. Preste atención a esta fase y trate de seguir puntualmente las pautas.

Plan de la fase 1

Durante los primeros 3 días, puede tomar tres jugos verdes *sirtfood* y una comida *sirtfood* completa. Estos jugos y comidas distribuyen 1000 calorías a lo largo del día. Se recomienda tomar la comida completa para el almuerzo, ya que las cenas deben ser ligeras cuando se está a dieta. Dependiendo de su preferencia, puede comer la comida completa a la cena en lugar del almuerzo.

Los días 3 a 7 son más indulgentes, y puede comer 1500 calorías diarias que deben ser distribuidas en dos comidas y dos jugos verdes a lo largo del período de alimentación. Esta fase funcionará siempre porque no importa lo que consuma, un plan de 1000 calorías tendrá resultados efectivos (en términos de pérdida de peso).

A continuación, se habla de la experiencia general de los tres primeros días, o la fase 1 de la dieta *Sirtfood*.

Día 1 - 1.000 calorías (tres jugos, una comida)

Comience la mañana con un jugo verde para desayunar. El jugo, que normalmente se compone de col rizada, perejil, rúcula, apio, jengibre, limón, té verde *matcha* y un pequeño trozo de manzana verde, es una forma eficaz de perder peso. También favorece la digestión, mejora la textura de la piel, aumenta la inmunidad y detiene el apetito. El alto contenido en fibra de este jugo le mantendrá lleno durante un buen tiempo y llegará a la siguiente comida sin problemas. Un vaso de este jugo verde tiene aproximadamente cien calorías, lo que es relativamente poco comparado con la sensación de saciedad que proporciona.

Para aumentar el intervalo entre las comidas, intente tomar la bebida a última hora de la mañana, por ejemplo, hacia las 10. Al despertarse, beba té o agua tibia con limón; esto potencia el proceso de quema de grasas y sacia el hambre hasta la hora del desayuno. Si es necesario, tome un café expreso antes de la primera comida, o añada una pequeña cantidad de proteínas al jugo verde. Por ejemplo, puede desayunar un huevo duro con el jugo; esto mantiene a raya las punzadas de hambre y le hará seguir adelante, pero asegúrese de que el ingrediente añadido a la comida no haga superar las 1.000 calorías del día.

Este jugo de la mañana le servirá de sustento hasta el almuerzo. Tome el segundo jugo verde para el almuerzo a las 2 o 3 de la tarde. Su merienda incluirá una pastilla de chocolate negro con al menos un 85% de cacao. Si su recuento de calorías lo permite, añada un pequeño bol de *edamame* sin cáscara como tentempié. Tome el tercer jugo verde como tentempié en la noche. La cena puede ser cualquier cosa compatible con la dieta *Sirtfood* (puedes ceñirse al plan proporcionado más adelante o elegir una de las recetas que aprenderá en el último capítulo). Una vez más, lo más importante es recordar que hay que respetar las 1.000 calorías diarias.

Además, no olvide consumir mucha agua. Beba al menos de 8 a 10 vasos a lo largo del día. Cuanta más agua, más fácil le resultará perder peso. A veces, sentirá punzadas de hambre o le apetecerá algo poco saludable. Beber un vaso de agua en esos momentos le mantendrá saciado y alejará los antojos. A veces, el cuerpo confunde la sed con el hambre. Lo que realmente necesitas es agua; beba un vaso y, si sigue con hambre, tome una fruta o un tentempié bajo en calorías. De nuevo, asegúrese de que se ajusta al recuento de calorías.

En el primer día, es posible que note antojos frecuentes, en parte por el hambre y sobre todo por los viejos hábitos. Usualmente, buscamos un bocado cuando nos sentimos aburridos, lo que se desaconseja en este plan. Debido a las rutinas habituales, es posible que busque bocadillos por aburrimiento. Si no puede resistirse, no luche contra ello, coma un tentempié ligero o divida los jugos en dos.

Así, el día 1 es algo como esto: tres jugos verdes, un café expreso, un huevo duro, una comida de *sirtfood*, y aperitivos como una pastilla de chocolate negro o un bol de *edamame* sin cáscara.

Día 2 - 1.000 calorías (tres jugos, una comida)

El segundo día es similar al primero, pero debería sentirse más ligero y motivado para continuar con su plan. Siga el mismo programa que el día uno con el agua con limón, el café expreso o el té verde para comenzar la mañana. Desayune un vaso de jugo verde, seguido de un tentempié a media mañana como un huevo cocido o una pequeña porción de pollo. A continuación, tome otro vaso de jugo para el almuerzo y un trozo de chocolate negro como tentempié para la noche. Si es necesario, tome una taza de café expreso.

Si tiene hambre en algún momento del día, tome una fruta de tamaño medio y baja en calorías. Pero si no tiene hambre y no puede terminar el jugo verde, no se fuerce. Tome todo lo que pueda y deje el resto para el día siguiente.

De nuevo, no olvide beber mucha agua. Como este jugo verde es rico en fibra y es pesado, puede que se sientas lleno con solo medio vaso. Si esto sucede, divídalo en porciones más pequeñas y consúmalo a lo largo del día. De este modo, no solo mantendrá alejados los antojos, sino que también se sentirá con energía durante todo el día.

El día 2 prepare otra comida deliciosa y nutritiva de *sirtfood* para el almuerzo o la cena (elija cualquier receta del último capítulo). De nuevo, asegúrese de que sus comidas cumplen con el límite de 1.000 calorías al día. La comida principal puede ser vegana o vegetariana o un trozo de carne magra o pescado. Para obtener una mayor variedad, mezcle y combine las opciones para acabar con la monotonía y cumplir con tu dieta.

Al igual que en el día 1, el segundo día será así: tres jugos verdes, un café expreso, un huevo duro, una comida de tipo *sirtfood* y tentempiés como una pastilla de chocolate negro o un bol de *edamame* sin cáscara. También puede incorporar una fruta de tamaño medio si tiene mucha hambre.

Día 3 - 1.000 calorías (3 jugos, 1 comida)

El tercer día de la dieta *Sirtfood* se sentirá ligero y notará una gran pérdida de peso. Se recomienda controlar su peso cuando pase la primera semana.

Comience la mañana con agua de limón tibia, café expreso o té verde. Desayune un vaso de jugo verde, seguido de un tentempié a media mañana como un huevo cocido o una pequeña porción de pollo. Prepare una comida de *sirtfood* para el almuerzo o la cena e incorpore un trozo de chocolate negro con una fruta o una taza de café expreso. Añada un modesto tazón de *edamame* sin cáscara si tiene mucha hambre. También se permite otra pastilla de chocolate negro para el postre.

Si puede beber los jugos verdes sin sentir ninguna sensación de náuseas, significa que su cuerpo lo está aceptando. Si no es así, tendrá ganas de vomitar inmediatamente después de tomar unos sorbos de jugo. Para evitar esta sensibilidad y preparar el cuerpo para aceptar el jugo verde, haga uno fresco cada vez. También puede cambiar las medidas de los ingredientes. Por ejemplo, si no le gusta el sabor de la col rizada y le produce arcadas, aumente la cantidad de manzana verde. En lugar de añadir un cuarto de manzana, añada la mitad. Del mismo modo, modifique los demás ingredientes. Asegúrese también de respetar el recuento de calorías, la calidad nutricional y la cantidad del jugo.

Al final del tercer día, su estómago debería estar familiarizado con el nuevo estilo de alimentación y las comidas saludables. Por esta razón, sentirá menos punzadas de hambre y más energía a lo largo de la tarde. Algunas personas se sienten tan llenas a lo largo del día que no pueden terminar el tercer vaso de jugo verde. Beba de 8 a 10 vasos de agua al día. Como el alcohol no está permitido durante la primera semana de esta dieta, debe esperar una semana para disfrutar de su vaso de vino tinto ocasional. Recuerde que puede tomar cualquier cantidad de agua, café y té verde (ya que son muy bajos en calorías).

Sus horarios rutinarios durante los primeros días pueden ser los siguientes

7:30: 1 vaso de agua tibia con jugo de limón recién exprimido

10:00: Primer vaso de jugo verde

14:30: Segundo vaso de jugo verde

16:00: Merienda (chocolate negro con expreso o *edamame* sin cáscara)

18:00: Tercer vaso de jugo verde

21:00: Comida *sirtfood*

También puede sustituir el tentempié de las 16:00 horas por un tercer vaso de jugo verde y adelantar la comida *sirtfood* a las 19:30 horas. Puede tomar el chocolate negro como postre después de la cena. Ajuste los tiempos según sus horarios de sueño y vigilia y según sus antiguos hábitos alimenticios. Distribuya los jugos, los tentempiés y las comidas a lo largo del día como prefiera, si cree que así podrá mantener las punzadas de hambre bajo control.

El tercer día será más o menos así: 3 jugos verdes, un café expreso, un huevo duro, una comida *sirtfood*, y aperitivos como una pastilla de chocolate negro o un bol de *edamame* sin cáscara, y otra pastilla de chocolate negro de postre.

Día 4 - 1.500 calorías (2 jugos, 2 comidas)

Cuando pasen los 3 primeros días, habrá superado con éxito la parte más difícil del plan. El día 4 le permite ingerir 1.500 calorías, distribuidas en dos comidas, dos jugos y algunos tentempiés. Consuma un vaso de jugo en el desayuno y otro como merienda. Intente eliminar los tentempiés este día, ya que podrían superar el límite de calorías, pero si sus comidas *sirtfood* dejan algo de espacio para acomodar tentempiés extra, como un trozo de chocolate negro o un bol de *edamame* sin cáscara, hágalo. Como todas las comidas son ricas en nutrientes y tienen un alto contenido de fibra, deberían servirle de sustento.

En lugar de tomar un tercer vaso de jugo, intente transformar la receta en una ensalada para acompañar la comida. Ingredientes como la col rizada, el apio, la rúcula, el perejil y la manzana son parte de una ensalada saludable. También puede añadir nueces y un aliño a base de jugo de limón fresco y aceite de oliva extra virgen. Este plato puede sustituir a una de las comidas *sirtfood*. Se recomienda tomarla para la cena, ya que es más ligera.

Extienda un lecho de col rizada en un plato y rocíe un poco de aceite de oliva y aderezo de limón por encima. Con las manos, extienda el aceite sobre la col rizada hasta que las hojas absorban el sabor del aliño.

Si siente hambre entre las comidas, beba más agua. Consuma suficiente agua a lo largo del día, al menos de 2 a 3 litros.

El cuarto día será algo así: 2 jugos verdes, un café expreso, dos comidas *sirtfood* y tentempiés como una pastilla de chocolate negro o un bol de *edamame* sin cáscara.

Día 5 - 1.500 calorías (2 jugos, 2 comidas)

Para mantener el estómago lleno y evitar los antojos, asigne una de sus comidas diarias al desayuno y haga la otra comida en el almuerzo o la cena. El desayuno puede ser *muesli* de *sirtfood* o panqueques de arándanos de *sirtfood*. Para la segunda comida, experimente con otros ingredientes *sirtfood* o salpique sus comidas actuales con *sirtfoods*. Algunos ingredientes que también activan las sirtuinas pueden incorporarse o sustituirse fácilmente en las comidas. El objetivo es introducir el mayor número posible de alimentos de este tipo, pero mantenga sus opciones abiertas y pruebe nuevas recetas cada día. Los mismos ingredientes pueden resultar demasiado aburridos, e incluso podría dejar la dieta de seguir así. Por este motivo, varíe constantemente la dieta y asegúrese de añadir tantos *sirtfood* como sea posible.

Además, asegúrese de beber agua de vez en cuando. Tenga a mano una botella de agua y beba sorbos de líquido, aunque no tenga sed. No olvide la mejor parte de la dieta diaria: las dos pastillas de chocolate negro después de la cena o como tentempié.

El quinto día será algo así: 2 jugos verdes, un café expreso, un huevo duro, dos comidas con alimentos de origen vegetal y tentempiés como una pastilla de chocolate negro o un bol de *edamame* sin cáscara.

Día 6 - 1.500 calorías (2 jugos, 2 comidas)

Siga la misma rutina en el día 6. Si trabaja en una oficina o necesita almorzar fuera, empaque su almuerzo para evitar tener que pedir comida que no cumpla con las restricciones dietéticas. Tome los jugos verdes en casa para tenerlos frescos.

Además de incorporar los *sirtfood* a sus hábitos alimenticios, también es fundamental equilibrar las comidas con los macronutrientes adecuados. Para ello, fíjese en los *sirtfood* que puede consumir y divídalos según los carbohidratos, las proteínas y las grasas saludables. Intente incluir una cantidad generosa de proteínas en su dieta, ya que le mantendrán saciado y ayudarán a construir músculo. Cuanto más músculo genere, más grasa quemará, lo que provoca un descenso constante del peso corporal. Algunos alimentos ricos en proteínas que puede incluir en la dieta son el pollo, las lentejas, el atún o el salmón ahumado.

Si no está seguro de qué cocinar, simplemente haga un poco de pollo a la parrilla y añádalo a un lecho de hojas verdes de *sirtfood*, como hojas de rúcula o col rizada, acompañado de un aliño de aceite de oliva y jugo de limón. Esta es una forma fácil de incorporar una comida saludable a la dieta y seguir respetando las directrices de la dieta *Sirtfood*. Para simplificar el proceso, ase un poco de pollo de antemano y guárdelo. Cuando llegue la hora de la comida, caliéntelo y añádalo a la ensalada para comer o cenar. De nuevo, no olvide beber de 8 a 10 vasos de agua para mantener su ritmo metabólico a raya y evitar la retención de líquidos.

Además, empiece el día con un vaso de agua tibia y jugo de limón fresco. Como su desayuno será relativamente pesado durante los próximos 4 días de dieta, puede encontrarse fácilmente saciado hasta la hora del almuerzo. Tome una taza de café expreso o de té verde junto con un bocadillo bajo en calorías como tentempié a media mañana o por la noche. Como ya hemos dicho, asegúrese de alcanzar el número de calorías recomendado sin pasarse ni un ápice.

El sexto día será algo así: 2 jugos verdes, un café expreso, un huevo duro, dos comidas con alimentos de origen vegetal y tentempiés como una pastilla de chocolate negro o un bol de *edamame* sin cáscara.

Día 7 - 1.500 calorías (2 jugos, 2 comidas)

Si el séptimo día de la dieta cae en un fin de semana, lamentablemente no podrá hacer una comida trampa ni exceder las calorías ni siquiera por un día. Dado que este plan requiere que siga un régimen estricto durante 21 días, no se permiten comidas trampa dentro de este período, sin embargo, puede sustituir los ingredientes de sus recetas favoritas con alimentos *sirtfood*. Por ejemplo, utilice hojas de rúcula como cobertura para pizza y añada cúrcuma o chile ojo de pájaro a sus comidas saladas. Esa es la mejor parte de la dieta *Sirtfood*: los ingredientes incluidos en esta dieta son tan versátiles que puede utilizarlos para crear cualquier plato delicioso.

Si le apetece picar algo, tome 1 o 2 bocaditos de *sirtfood* (hechos de cacao y nueces - encontrará la receta más adelante) o tome una barrita de granola casera. Este tentempié puede parecer insuficiente, pero combate eficazmente los antojos y disminuye el apetito. Y para permitirse un capricho también puede añadir una o dos rebanadas de pan tostado que no sobrepasen significativamente el número de calorías diarias. Incluso si se pasas de la marca de calorías por un margen, incorpore ejercicio ligero, como caminar, correr o hacer yoga para quemar esas calorías extra y mantenerse en el camino.

Sus tentempiés pueden incluir un puñado de nueces, alcaparras o dos pastillas de chocolate negro con 85% de cacao.

El séptimo día se parecerá a esto: 2 jugos verdes, un café expreso, dos comidas con alimentos de alta calidad y tentempiés como dos cuadrados de chocolate negro o un puñado de nueces o alcaparras.

Una vez terminados los 7 días, compruebe su peso en la báscula. Notará un descenso que oscila entre 5 y 10 libras, dependiendo de su edad, peso, altura y tipo de cuerpo. Incluso si no nota una pérdida importante, no se asuste, ya que es posible que acabe de ganar algo de masa muscular, que es necesaria para conseguir un aspecto tonificado y quemar más grasa. Mientras siga el plan religiosamente, inevitablemente perderá peso.

Puede hacer algunos ejercicios suaves como caminar o hacer yoga o saltarse esta rutina por completo. Al estar en una estricta restricción de calorías (al menos durante los 3 primeros días de la dieta), perderá peso automáticamente.

Ideas o experiencias después de la fase 1

Cuando haya completado con éxito la primera semana de la dieta *Sirtfood*, toda su perspectiva con respecto a la dieta, el estado físico y la alimentación saludable cambiará. No solo por la cantidad de peso que perderá sino también por los notables cambios que verá y sentirá en su cuerpo.

Sin embargo, hablemos de algunas experiencias u obstáculos de la vida real que podrían surgir después de pasar la fase 1.

Monotonía o repetición de ingredientes

Aunque tenga veinte tipos de alimentos en su dieta, solo diez de ellos están fácilmente disponibles o pueden ser añadidos libremente a sus comidas. Algunos de estos ingredientes son la col rizada, el trigo sarraceno, las hojas de rúcula, el apio y la cúrcuma. Añadirlos a sus comidas diarias puede resultar demasiado aburrido y monótono, al menos a partir del cuarto o quinto día. Sobrevivir con estos ingredientes durante el resto de los 21 días de dieta puede parecer difícil. La mejor manera de superar esta monotonía es cambiar de vez en cuando entre las comidas veganas y las de carne. Puede sonar severo, pero puede dar variedad a su dieta planificando y preparando los ingredientes de antemano. Mezclar y combinar es la clave para seguir esta dieta de forma consistente.

Tamaño desequilibrado de las porciones

En la dieta *Sirtfood*, o bien tiene demasiada comida para consumir o muy poca para satisfacer el hambre. Esto puede afectar en gran medida sus patrones de alimentación y hacerle bajar la guardia en pocos días. Por ejemplo, los tres primeros días de la primera semana exigen ingerir solo 1.000 calorías al día, lo que a menudo no es suficiente para sentirse lleno; y con los jugos verdes que se pueden beber en pocos minutos, verá que su estómago gruñe a veces. Pero, de repente, a partir del cuarto día, se añaden 500 calorías más, y tiene que alimentarse con dos comidas pesadas que pueden ser demasiado duras para su nuevo patrón de alimentación.

Algunos días, también puede sentir que el tamaño de las porciones es demasiado grande, lo que le hace replantearse sus decisiones dietéticas. Al sentirse pesado y saciado, puede cuestionar la eficacia de esta dieta. Si es así, divida las comidas en porciones más pequeñas y repártalas a lo largo del día. Así mantendrá su estómago lleno, pero se sentirá ligero. Además, utilice los ingredientes en la cantidad correcta. Añadir demasiada col rizada solo porque es baja en calorías no es prudente; la gran cantidad de fibra de las verduras de hoja verde las hace llenadoras, por lo que una pequeña cantidad puede funcionar muy bien sin impactar el cuerpo con exceso de fibra que puede causar problemas digestivos. Respete las cantidades sugeridas de cada ingrediente y no las sobrepase. Si añade demasiado de un ingrediente, aumentará el número de calorías del día, lo que anula el propósito de esta dieta. Por otro lado, si siente que no está lo suficientemente lleno, repartir las comidas a lo largo del día puede ser muy eficaz para mantenerle saciado durante más tiempo.

Disfrute de la compra y de la planificación de las comidas

Como tendrá tiempo suficiente para comprar los ingredientes y planificar sus comidas, podrá tomar decisiones informadas y disfrutar del proceso. La dieta *Sirtfood* es un proceso dietético de 21 días. Puede empezar cuando tenga tiempo.

Compre los ingredientes de antemano según el plan de nutrición, y las posibilidades de cumplir la dieta aumentarán drásticamente. Tenga en cuenta la semana que se avecina, planifique sus medios y compre los ingredientes por adelantado.

Tener los ingredientes ahorra tiempo para cocinar y preparar las comidas.

Si tiene suficiente dedicación, paciencia y fuerza de voluntad durante la primera semana, lo más probable es que supere estas semanas sin problema. Preste atención a sus hábitos alimenticios, cuente las calorías y beba unos cuantos vasos de jugo verde cada día. Aunque es más fácil decirlo que hacerlo, lo único que necesita es pensar en los resultados finales para seguir adelante.

Capítulo 7: Fase 2 - Mantenimiento

Empezar es la parte fácil; el verdadero reto está en mantenerla. Dado que la dieta *Sirtfood* elimina los principales grupos de alimentos y reduce la ingesta de calorías en gran medida, puede ser un poco difícil de mantener durante períodos prolongados. Sin embargo, las personas preocupadas por los antojos frecuentes durante la dieta no tienen de qué preocuparse, ya que se les permite tomar vino y chocolate, lo que ayuda a combatir los antojos y a mantener el nuevo peso.

El segundo paso de la dieta *Sirtfood* es la fase de mantenimiento, que tiene lugar durante los 14 días siguientes. De esta fase depende el éxito de la dieta y que el peso se pierda durante un periodo prolongado. La persona que hace la dieta puede comer tres comidas de *sirtfood* y un jugo verde al día.

Fase 2 de la dieta Sirtfood

Siga este plan para empezar la fase 2:

Con el inicio de la Fase 2, puede comer tres comidas de *sirtfood* y un jugo verde a lo largo del día. Comience en el octavo día de su dieta *Sirtfood* y termine en el día 21.

Así es como se experimentan usualmente los primeros 3 días.

Día 8 - 1.500 a 1.700 calorías (3 comidas, 1 jugo verde)

En el día 8, puede tomar un vaso de vino tinto, 6 onzas (si está abierto a las opciones, el *Pinot Noir* es el mejor tipo, ya que es rico en sirtuinas). Para este momento, su cuerpo se habrá familiarizado con el nuevo patrón de alimentación, por lo que el alcohol puede incluirse en la dieta.

El octavo día es así: 1 jugo verde, 1 café expreso, 1 huevo duro, 3 comidas con sirtuinas y tentempiés como una pastilla de chocolate negro, nueces, un bol de arándanos o *edamame* sin cáscara.

Día 9 - 1.500 a 1.700 calorías (3 comidas, 1 jugo verde)

Para el día 9, su sistema digestivo se habrá familiarizado con su nuevo patrón de alimentación, lo que reducirá los antojos significativamente. Su deseo ocasional de azúcar y bocadillos se desvanecerá en gran medida o por completo, y debería sentirse más a gusto con sus nuevos hábitos alimenticios.

El noveno día será así: Un jugo verde, una taza de café expreso o té verde, tres comidas con alimentos de origen vegetal y tentempiés como una pastilla de chocolate negro, mitades de nueces o un bol de *edamame* sin cáscara.

Día 10 a día 20 - 1.500 calorías a 1.700 calorías (3 comidas, 1 jugo verde)

Las siguientes dos semanas seguirán el mismo patrón. Aunque, puede hacer malabares entre las comidas y las opciones de bocadillos. Siga el plan de dieta de 21 días que aparece a continuación. También puede preparar un plan de comidas personalizado dependiendo de los ingredientes que prefiera junto con la flexibilidad que tenga. Solo asegúrese de que estén entre las 1.500 y las 1.700 calorías. No olvide añadir un vaso de jugo verde.

Los días 10 a 20 serán así: - Un jugo verde, tres comidas de *sirtfood*, y aperitivos como:

- 1 o 2 cuadrados de chocolate negro
- 1 bol de *edamame* sin cáscara
- 2 o 3 huevos duros (sobre todo las claras)
- Bocaditos de *sirtfood*
- Barras de granola *sirtfood*
- Un bol pequeño de arándanos o fresas
- Cualquier fruta de tamaño medio
- De 2 a 4 mitades de nueces

Añada cualquier otro tentempié saludable de su elección. La mejor manera de incorporar varios *sirtfood* es a través de las meriendas. Hay muchas recetas de desayunos, comidas y cenas para elegir. Siga el plan de 21 días de la dieta *Sirtfood* que aparece a continuación o haga su propio plan con las recetas que se ofrecen en el último capítulo. Si siente hambre entre las comidas, tome una taza de café expreso o de té verde. También puede tomar un vaso de vino tinto cuando le apetezca (si no supera el número de calorías). Intente limitarse a un vaso de vino tinto al día. Se le permite tomar de 2 a 3 vasos de vino tinto a la semana, así que ajústese a ello.

Día 21 - 1.500 a 1.700 calorías (3 comidas, 1 jugo verde)

El día 21 es su último día de este viaje. Como ya lleva un tiempo siguiendo la dieta *Sirtfood*, este día debería transcurrir sin problemas. Siga su rutina diaria y tome tres comidas de *sirtfood* y un jugo verde.

Al final del día 21, se sentirá más ligero, con energía y notará un cambio importante en su peso corporal. Además, cuando llegue al último día, habrá desarrollado un hábito y un patrón de alimentación saludable que querrá seguir durante el mayor tiempo posible.

El día 21 se parece a esto: Un jugo verde, un café expreso, tres comidas con alimentos de origen vegetal y un tentempié como pastillas de chocolate negro o nueces.

Este es solo un plan aproximado para que pueda empezar. Siga leyendo para ver un plan de comidas detallado que puede seguir sin esfuerzo.

Otra nota importante: intente beber al menos de 8 a 10 vasos de agua a lo largo del día. El agua le mantiene saciado, disminuye el apetito, mejora la textura de la piel y favorece la pérdida de peso. Otra cosa importante a tener en cuenta es la frescura del jugo verde que consume. Como va a tomar este jugo todos los días, puede prepararlo a granel y guardarlo para consumirlo en los próximos días. Puede preparar un vaso fresco de jugo cada vez que tenga que beberlo. Preparar un vaso fresco de jugo justo antes de consumirlo es muy recomendable, ya que conserva el sabor y la nutrición de los ingredientes. Si no dispone de tiempo suficiente, exprima 1 o 2 vasos por la mañana y consúmalos a lo largo del día. Procure no prepararlos a granel, ya que los ingredientes pierden frescura y valor nutricional.

Es muy recomendable invertir en una licuadora de alta potencia. Prepare los ingredientes de antemano, como pelar la piel del jengibre y tener los ingredientes listos. Solo tiene que echarlos y licuarlos y su jugo fresco estará preparado en 2 o 3 minutos.

Una vez completadas con éxito las dos primeras fases, puede centrarse más en lo que come en lugar de la cantidad que consume, que es también el objetivo final de la dieta *Sirtfood*: comer sano. Al final del último día, no solo verá que ha perdido mucho peso, también verá cambios en su cuerpo. Los niveles de azúcar en la sangre estarán controlados, y debería notar un incremento en los niveles de energía. Y lo que es más importante, se sentirá sano y tendrá un aspecto más radiante.

Dado que la dieta *Sirtfood* se basa en la restricción de calorías, es necesario mantener esta dieta durante un período prolongado, ya que puede volver a engordar fácilmente. Además, para obtener más beneficios, siga este plan como parte de su estilo de vida, ya que las dietas a corto plazo no producen cambios notables en la salud, excepto la pérdida de peso.

Las primeras 1 o 2 semanas son las más difíciles de soportar, pero son las fases en las que notará la pérdida de peso. Esto se debe a que su cuerpo pierde el peso del agua al principio, el cual puede volver fácilmente. Si aumenta el consumo de calorías o vuelve a sus hábitos alimenticios normales, todo el peso de agua perdido volverá en un santiamén. Para ver resultados a largo plazo y sostener la dieta durante un período prolongado, necesita formas fiables de mantenerla.

A continuación, le ofrecemos algunos consejos que le ayudarán a mantener la dieta *Sirtfood* y a perder más peso con éxito.

Planifique sus comidas

La planificación de las comidas es una de las formas más fáciles y esenciales de mantener la dieta durante un período más largo. Si conoce su plan semanal, es más fácil cumplirlo. La planificación de las comidas suele realizarse en tres fases: elegir las recetas, hacer una lista de los ingredientes necesarios y comprarlos. También hay que preparar estos ingredientes de antemano. Siguiendo estos tres pasos, no le costará nada incorporar solo comidas saludables a su dieta. El objetivo principal aquí es mantenerse centrado e identificar formas de seguir hábitos alimentarios saludables.

En los próximos capítulos, aprenderá a planificar sus comidas de forma eficiente, la importancia de hacerlo, un enfoque paso a paso para planificar sus comidas y un plan de comidas de 21 días para iniciar su viaje por esta dieta. En los próximos capítulos también se abordarán algunos mitos relacionados con la estrategia de las comidas, lo que le motivará a comenzar este proceso hoy mismo y a iniciar su viaje para ponerse en forma sin peros.

Implemente los Sirtfood como parte regular de sus comidas

Ahora, la verdadera pregunta es: ¿qué se debe hacer cuando terminen las dos primeras fases?

Cuando esta fase termina no hay más instrucciones, excepto la de continuar comiendo una dieta equilibrada que incluya *sirtfood*. Una vez activadas, las proteínas sirtuinas internas comienzan a trabajar, y solo tendrá que seguir consumiendo *sirtfood* para mantener el motor en marcha.

Con este consejo en mente, puede obtener los beneficios de los *sirtfood* y seguir perdiendo peso a largo plazo. Añadiendo *sirtfood* a su dieta o sustituyendo la comida basura por otros ingredientes saludables, notará un cambio en su cuerpo y en su peso mientras lleva un estilo de vida saludable. Por ejemplo, sustituya el arroz blanco y la pasta por el trigo sarraceno, o añada más cúrcuma en polvo o soja a su dieta. Básicamente, el cambio a los alimentos de origen vegetal mejorará sus hábitos alimenticios y ayudará a mantenerle en mejor forma. Incorpore el ejercicio a su rutina diaria y notará resultados significativos en la pérdida de peso. Sin embargo, ¿a quién no le gustaría un vaso de vino tinto al día? Lo mejor de los *sirtfood* es que se pueden incorporar fácilmente a su dieta y todas las opciones son deliciosas.

Prepare recetas con *sirtfood*. Si necesita ideas, repase el último capítulo. Las recetas con *sirtfood* son agradables, saludables, versátiles y nutritivas. Algunas de estas recetas son probablemente mucho más interesantes que sus comidas y cenas habituales. Al incorporar estas ideas, incluirá más *sirtfood* en su dieta y dará variación a su plan de comidas diario. Al incluir estas comidas *sirtfood* en sus comidas semanales, está siguiendo automáticamente la dieta *sirtfood*. Comience con unos pocos ingredientes *sirtfood* e incluya recetas *sirtfood* a sus comidas.

Ejercicio

Por último, como no hay reglas ni instrucciones que seguir después de estos 21 días, puede incorporar a su rutina de 30 a 45 minutos de ejercicio diario o 3 días a la semana. El ejercicio quema calorías adicionales y le ayuda a perder peso. Para que su plan de ejercicios funcione, es necesario que incluya en su dieta comidas *sirtfood* y se mantenga alejado de la comida basura. Esto le mantendrá con energía, aumentará la tasa metabólica y le ayudará a quemar más calorías.

Como ya sabe, el ejercicio regular estimula la actividad de ciertas sirtuinas, que protegen al cuerpo humano del envejecimiento prematuro. También lo preservan de la degeneración y mejoran el proceso de desintoxicación natural del cuerpo.

En los próximos capítulos, encontrará un plan detallado de 21 días para seguir estas dos fases, y así dividir el número de calorías y comidas a lo largo de cada día.

Capítulo 8: Incorporar el ejercicio

Incorporar el ejercicio puede duplicar los resultados e impulsar su pérdida de peso. Aunque la incorporación de ejercicio es necesaria incluso en su rutina habitual, es específicamente importante en la dieta *Sirtfood*. Dado que la fase 1 de esta dieta le mantiene en un plan estricto de restricción de calorías, es posible que no tenga suficiente energía para las actividades físicas del ejercicio. Por esta razón, se aconseja hacer ejercicio desde la fase 2 o 14 días después de empezar la dieta.

Algunas personas prefieren hacer ejercicio desde el primer día de la fase 1. Para incluir el ejercicio desde el principio, se recomienda consumir más calorías procedentes de alimentos saludables. Sin embargo, para que el proceso general sea seguro y evitar que coma en exceso o se enferme, se aconseja comenzar esta rutina solo después de 1 o 2 semanas de haber comenzado la dieta.

Incluso en la fase 2, cuando haga ejercicio, deje de hacerlo si se siente fatigado o mal. No someta su cuerpo a un estrés adicional, ya que podría revertir los efectos positivos de la dieta. Para obtener resultados seguros, escuche su cuerpo y haga ejercicio solo si tiene energía, pero no evite el movimiento simplemente porque le da pereza hacer un esfuerzo adicional. De este modo, podrá quemar más calorías y acelerar el proceso de pérdida de peso.

Tipos de ejercicios que puede incluir en la dieta Sirtfood

Si estos ejercicios le parecen poco interesantes o incómodos, también puede practicar un deporte de su elección. O seguir vídeos de ejercicios caseros que puede encontrar en YouTube. Lo principal es incorporar a la rutina diaria al menos entre 30 y 45 minutos de movimiento, sin importar la forma. El objetivo final es quemar más calorías y acelerar el proceso de pérdida de peso.

A continuación, le presentamos algunos ejercicios que puede realizar, junto con la duración y el número de calorías que se queman con cada actividad.

1. Caminar o trotar

Caminar es la forma más simple de ejercicio que puede quemar calorías sin poner su cuerpo bajo estrés. Es una forma de cardio que se centra en el tornear de su cuerpo a través de la quema de grasa.

Intente recorrer de 7.000 a 8.000 pasos cada día para quemar más calorías. Aunque, dado que su cuerpo está privado de calorías en las fases iniciales, es sano quedarse en 5.000 pasos. Cuando pase a la fase 2 de su dieta, puede incorporar trotar o correr para aumentar el número de calorías que quema. Durante la fase 2, procure dar al menos 10.000 pasos diarios. Para evitar someterse a un gran esfuerzo, pruebe combinar la caminata, el trote y el correr. Cuando incorpore los paseos a su rutina diaria, puede ir subiendo poco a poco hasta trotar y correr para quemar más calorías.

Siga este plan semanal para empezar a perder peso mediante esta sencilla rutina de ejercicios de cardio.

Lunes: Caliente durante 5 minutos y camine a paso ligero durante 30 minutos.

Martes: Tómese el día libre.

Miércoles: Caliente 5 minutos y camine a paso ligero durante 35 minutos.

Jueves: Caliente 5 minutos y camine a paso ligero durante 35 minutos. Correr durante 1 minuto y caminar durante 3 minutos.

Viernes: Caliente 5 minutos y camine a paso ligero durante 45 minutos. Correr durante 1 minuto y caminar durante 2 minutos.

Sábado: Tómese el día libre.

Domingo: Caliente durante 5 minutos y camine a paso ligero durante 60 minutos. Corra durante 2 minutos y camine 3 minutos.

No olvide estirar después de cada sesión.

Caminar, trotar y correr son opciones populares, ya que son ejercicios que no cuestan nada y que queman muchas calorías en comparación con el tiempo invertido, pero si sufre de problemas relacionados con las rodillas o las articulaciones, evite trotar y correr, ya que podría empeorar su condición. Lo único que necesita son un par de zapatillas cómodas para empezar. Levántese temprano y vaya al parque más cercano para practicar las rutinas.

Duración: 60 minutos

Calorías quemadas: de 210 a 280 (a una velocidad de 3 millas por hora)

Adecuado para: Fase 1 de la dieta

2. HIIT

El HIIT o entrenamiento a intervalos de alta intensidad es la forma más rápida de quemar calorías en serio. Exige ráfagas cortas de movimientos o ejercicios durante unos segundos y un descanso más corto o igual, tras el cual el proceso continúa. Durante estas vigorosas rondas de entrenamiento, el ritmo cardíaco se eleva, lo que aumenta la tasa metabólica y quema calorías más rápidamente. Aunque gasta mucha energía y quema muchas calorías, las personas que hacen la dieta *Sirtfood* deben evitar realizar HIIT en las primeras 2 semanas de su régimen de dieta. Los ejercicios de HIIT requieren mucha energía, y con la cantidad reducida de calorías, no se puede hacerle frente.

Como se ha mencionado, el HIIT debe realizarse solo durante la fase 2 de la dieta *Sirtfood* (incluso si ha estado trabajando con ejercicios moderados durante un tiempo). La razón por la que los entusiastas del *fitness* prefieren el HIIT es que quema calorías incluso después de haber terminado la sesión.

Siga estos ejercicios básicos de HIIT para iniciarse en esta forma de ejercicio.

No olvide calentar antes de realizar estos ejercicios. Además, después de cada sesión de ejercicio, es esencial estirar.

- **Escaladores de montaña:** Póngase en cuatro patas y empuje las rodillas hacia el estómago mientras mantiene los brazos estirados. Comience con un movimiento lento y aumente la velocidad gradualmente. Para empezar, haga tres series de 20 repeticiones cada una. Este ejercicio trabaja el tronco, los brazos, los oblicuos, los glúteos, los hombros y las piernas.

- **Rodillas altas:** Colóquese en posición vertical y suba las rodillas todo lo que pueda. Acelere gradualmente y alterne las rodillas. Para empezar, haga tres series de 15 repeticiones con ambas piernas.

- **Saltos de tijera:** En este ejercicio, salte mientras abre los pies hacia fuera y vuelva a la posición vertical. Para empezar, realice tres series de 15 repeticiones cada una.

- ***Burpees:*** Comience en la posición de plancha y luego salte hasta tocar el techo. Vuelva a la posición de plancha y repita. Para empezar, realice dos series de 10 repeticiones cada una.

- **Estocadas:** Las estocadas tonifican los cuádriceps, los isquiotibiales y las caderas. Utilice pesas para quemar más calorías. Para empezar, realice tres series de 20 repeticiones con cada pierna. Con el tiempo, utilice pesas más pesadas.

- **Flexiones:** Las flexiones son el mejor ejercicio para tonificar el tronco, los brazos, los hombros y el pecho. Para empezar, realice tres series de 15 repeticiones cada una.

Duración: 20 minutos

Calorías quemadas: de 150 a 180

Adecuado para: Fase 2 de la dieta

3. Pilates

El pilates es una forma de *fitness* menos conocida, ya que suele ser de bajo impacto y se cree que quema menos calorías en comparación con otros ejercicios. Al ser un ejercicio de bajo impacto, puede incorporarse fácilmente a su rutina de ejercicios sin estresarse. Ayuda a desarrollar músculos delgados, tonifica el cuerpo y mejora la postura. Aunque no quema muchas calorías, ayuda a potenciar otras funciones corporales que favorecen la pérdida de peso. Sin embargo, si se realiza con regularidad, el Pilates puede ayudar a perder peso.

Una forma de ejercicio suave es mejor que ninguna. Puede considerar el Pilates como una actividad eficaz para impulsar la pérdida de peso. Si no ve resultados con el tiempo, puede combinar Pilates con otra forma de cardio, aeróbicos o programas de entrenamiento con pesas.

El Pilates debe realizarse al menos 2 o 3 veces por semana, o más a menudo para obtener mejores resultados. Cuando domine lo básico, puede pasar a la versión avanzada o combinar formas de ejercicio que están de moda ahora, como el Yogalates (yoga y Pilates) y el Piloxing (Pilates y boxeo). Con más práctica, notará y experimentará un aumento en los niveles de energía, una mejora de la postura, un desarrollo muscular y un torso más fuerte.

Duración: 50 minutos

Calorías quemadas: 175 (para una persona de 150 libras)

Adecuado para: Fase 1 de la dieta

4. Yoga

El yoga es otra forma de ejercicio con efectos en la salud física y mental. Aunque el yoga tarda en mostrar una tonificación visible, el efecto es a largo plazo. Además, el yoga ayuda a mejorar la flexibilidad. Para este ejercicio, hay que realizar una serie de posturas o *asanas* dirigidas a partes específicas del cuerpo.

Con la práctica regular, aprenderá a practicar la atención plena y adquirirá más paciencia. El yoga es una opción ideal para las personas que siguen la dieta *Sirtfood*. Quema bastantes calorías sin sobrecargar el cuerpo y le ayuda a ser más paciente en el camino. Desarrollará una mayor resistencia y se sentirá muy motivado por lo cual no abandonará fácilmente. Se cree que las sesiones regulares de yoga evitan los atracones y motivan a comer alimentos saludables.

Otro efecto secundario positivo del yoga es que favorece la calidad del sueño. No es de extrañar que la mejora del descanso mejore los resultados de la pérdida de peso y queme más grasa. El yoga también reduce el estrés, que es el enemigo número uno para la salud del cuerpo. El aumento de los niveles de estrés da lugar a malos hábitos alimenticios, que en última instancia dan lugar a un aumento de peso. Con el yoga, puede calmar su mente y disminuir los niveles de estrés. Si está luchando contra los atracones, el yoga debería ser una buena opción. Por último, el yoga mejora la digestión y acelera el metabolismo, lo que también es útil en los programas de pérdida de peso.

Practique estas posturas o *asanas* cada día para mejorar la flexibilidad, elevar los niveles de concentración, reducir el estrés y quemar grasa.

- ***Surya Namaskar*** o **Saludo al Sol:** Esta forma de yoga comprende 12 posturas que mueven todo el cuerpo y se dirigen a zonas específicas. Realizar 108 rondas de *Surya Namaskars* puede quemar un número importante de calorías. Puede que se necesite algo de práctica y paciencia para realizar 108 rondas cada día. Empiece con tres y sume de 2 a 5 rondas cada día.

- ***Chaturanga Dandasana*** o **postura de la plancha:** Esta postura trabaja los músculos abdominales y mejora la flexibilidad alrededor del vientre. Es una postura eficaz para tonificar el tronco.

- ***Trikonasana*** o **postura del triángulo:** En esta postura, se gira la cintura hasta quedar en posición lateral. Como implica el estiramiento de los muslos y los isquiotibiales, también ayuda a tonificar la parte inferior del cuerpo.

- ***Sethu Bandha Sarvangasana*** o **postura del puente:** En esta postura, se tumbará en el suelo y levantará el cuerpo por el centro y el abdomen. Esto estira el cuerpo, regula las hormonas y ayuda a perder peso.

Estas son solo algunas *asanas* para que pueda empezar. Si le gusta el yoga y quiere realizarlo durante un periodo prolongado, incorpore otras posturas a su rutina. Para realizar estas *asanas*, todo lo que necesita es una esterilla de yoga, un espacio libre en su casa y, posiblemente, música relajante.

Duración: 30 minutos

Calorías quemadas: de 100 a 120 (para una persona de 125 libras)

Adecuado para: Fase 1 de la dieta

5. Entrenamiento con pesas

Levantar pesas es ahora una forma de ejercicio popular para la mayoría de los entusiastas del *fitness*. La gente solía creer que levantar pesas haría a una mujer más musculosa y voluminosa, por lo que solo los hombres practicaban este plan de ejercicios. Aunque el levantamiento de pesas desarrolla el músculo, no le hará parecer más masculino. Desarrolla más músculo magro, quema más grasa y le da al cuerpo un aspecto más delgado, en forma y tonificado.

Al igual que el HIIT, levantar pesas exige muchas calorías. Por eso debe empezar este ejercicio solo en la fase 2 de la dieta *Sirtfood*. Esto tiene otro beneficio añadido, al igual que el HIIT, que es el aumento de la tasa metabólica en reposo y la quema de calorías incluso cuando se relaja. Se cree que el levantamiento de pesas puede quemar calorías hasta 38 horas después de terminar una sesión. El entrenamiento con pesas es uno de los ejercicios más eficaces para perder peso.

Los mejores ejercicios de levantamiento de pesas ayudan a mover el cuerpo en todos los sentidos. Por ejemplo, moverá las piernas, la espalda, los hombros, los brazos, las caderas, los isquiotibiales y el vientre de la forma natural en que se estiran, lo que desarrolla los músculos y tonifica el cuerpo cuando se hace con regularidad. Además, podrá realizar diferentes ejercicios, como estocada, sentadillas, flexiones, torsiones, tirones y empujes. Estos patrones, cuando se siguen con pesas, tonifican el cuerpo y ayudan a quemar grasa.

Incorpore estos ejercicios de entrenamiento con pesas a su rutina de entrenamiento para desarrollar músculo, tonificar el cuerpo y quemar grasa.

- Sentadillas: Póngase de pie y doble las rodillas. Imagine que está sentado en una silla y doble las rodillas hasta que los isquiotibiales estén paralelos al suelo. No deje que las rodillas sobrepasen la línea de los dedos del pie.

- **Levantamiento de pesas:** Este ejercicio fortalece la zona lumbar. Es imprescindible realizar este ejercicio correctamente. Realizarlo con una postura incorrecta podría dañar la zona lumbar, lo que suele ser irreversible.

- **Estocadas:** Las estocadas se dirigen a los cuádriceps, los isquiotibiales y los músculos de la cadera. Aunque este ejercicio se puede realizar sin pesas, añadirlas es una ventaja.

- **Torsiones rusas:** Este ejercicio puede realizarse con y sin pesas. Aumenta el ritmo cardíaco y afecta a todos los músculos abdominales. También afecta en parte a los brazos y a los músculos de la espalda.

- **Remo invertido:** Este ejercicio se centra en el tronco, los brazos, los hombros y la espalda y es necesario incorporarlo al entrenamiento de la parte superior del cuerpo. Al igual que levantar peso muerto, es necesario centrarse en las posturas.

- **Prensa de empuje:** La prensa de empuje incorpora cuartos de sentadilla en el ejercicio. Esto se dirige a los brazos, hombros, pecho y caderas.

Puede comprar pesas y realizar estos ejercicios en casa. Sin embargo, apuntarse a un gimnasio es lo ideal para entrenar con pesas, ya que le ayudará a ser constante y le proporcionará el equipo necesario para realizar estos vigorosos ejercicios.

Duración: 60 minutos

Calorías quemadas: 180 (para una persona de 125 libras)

Adecuado para: Fase 2 de la dieta

Es importante tener en cuenta que el número de calorías quemadas en este tiempo varía de una persona a otra. Depende del peso actual del individuo (las personas que pesan más queman más calorías a diferencia de los individuos más delgados), de su estatura, de su resistencia, de su fuerza y de sus condiciones médicas.

Mientras que incorporar alguna forma de ejercicio es más sencillo para los que han hecho ejercicio antes o hacen ejercicio con regularidad, puede parecer un reto para los novatos. Concéntrese en su dieta durante las dos primeras semanas y añada alguna forma de ejercicio después de este periodo. En última instancia, la forma de ejercicio que elija depende de la persona y de lo bien que pueda incorporar los cambios y sacar el máximo partido de ellos.

Modifique su dieta mientras hace ejercicio

Si incorpora el ejercicio regular a diario en su régimen de pérdida de peso, es posible que tenga que modificar su dieta y sus hábitos alimenticios para proporcionar a su cuerpo la nutrición suficiente. Dado que su cuerpo necesita proteínas y calorías suplementarias para gastar energía y construir músculo, añada una comida saludable y baja en calorías a su dieta. No se pase con las calorías, ya que esto dificulta el progreso y podría ganar más peso. Recargue proteínas después del entrenamiento, ya que ayuda a desarrollar la fuerza y acelera el proceso de recuperación. Como ya sabrá, más proteína significa más desarrollo muscular, y esto significa una mayor quema de grasa. Los alimentos ricos en proteínas, como la ensalada de soja y col rizada o el pollo a la cúrcuma, son excelentes comidas para después del entrenamiento.

La dieta *Sirtfood* es un paso que cambia la vida y motiva a comer de forma saludable, a hacer ejercicio cada día y a entender la importancia de cuidar la salud. Cuando incorpore esta rutina en su horario, se convertirá en una parte permanente de su estilo de vida. Puede que al principio le resulte difícil y abrumador, y es normal, pero cuando haya superado las dos primeras semanas, el camino le parecerá mucho más sencillo. No querrá volver a su antiguo estilo de vida, menos saludable. Vaya paso a paso y tenga paciencia.

Intente seguir la dieta *Sirtfood* con la rutina de ejercicios que haya elegido porque le ayudará a perder peso y le enseñará hábitos alimenticios saludables y a mantenerlos durante periodos prolongados. En otras palabras, esta es una gran manera de iniciar un viaje de *fitness* permanente.

TERCERA PARTE:
Planificación de comidas y recetas

Esta parte del libro habla de algunos aspectos prácticos de esta dieta: la planificación de las comidas y las recetas. Entenderá la importancia de la planificación de las comidas, cómo hacerla, los tipos de ingredientes que puede utilizar y algunas recetas de comida que puede usar a lo largo de los 21 días y más allá.

Capítulo 9: Lista de compra

En este capítulo, obtendrá una lista de la compra preparada según las secciones de la tienda de alimentos. Esto no solo le ayudará a llevar la cuenta de los alimentos que necesita, también le facilitará la compra. Imprima esta lista y póngase en marcha.

Aquí tiene una lista de compra para empezar.

Frutas y verduras

- Col rizada

- Apio

- Espinacas

- Manzanas

- Arándanos

- Fresas

- Cebollas

- Ajo

- Jengibre

- Rúcula

- Perejil

- Cilantro
- Tomates
- Aguacates

Hierbas y especias

- Apio de monte
- Cúrcuma en polvo
- Comino en polvo
- Curry en polvo
- Pimienta negra
- Chile ojo de pájaro
- Pimentón
- Alcaparras
- Achicoria roja

Productos lácteos

- Leche de vaca o de soja (o cualquier otra leche vegana de su elección)
- Mantequilla
- Yogur
- Cereales y legumbres
- Trigo sarraceno
- Arroz (preferiblemente integral)
- Hojuelas de avena
- Soja

Condimentos

- Mayonesa baja en grasa
- Mantequilla de almendras, nueces o cualquier otro fruto seco

Carne

- Pollo (pechuga y muslos)
- Pescado (salmón o cualquier otro pescado de su elección)
- Pavo

Varios

- Chocolate negro (85% o más de cacao)
- Vino tinto (*Pinot Noir*)
- Nueces
- Té verde o té verde *matcha* en polvo
- Café
- Huevos
- Aceite de oliva extra virgen
- Dátiles *medjool*

Esta lista contiene todos los alimentos de la dieta *Sirtfood* y otros elementos saludables necesarios para un viaje exitoso.

Sin embargo, antes de comenzar su dieta *Sirtfood*, piense en su despensa y escudriñe en busca de elementos que ya pueda tener. Esto le mostrará nuevas recetas que puede probar mientras tanto.

Algunos ingredientes básicos disponibles en su despensa (que se ajustan a la dieta *Sirtfood*), que también son fáciles de conseguir, son los productos lácteos como la leche, los limones y el aceite de oliva extra virgen. Es posible que deba comprar algunos artículos en tiendas de salud o por Internet.

Aquí hay algunos de estos ingredientes:

Té verde *Matcha*: Puede ser muy difícil de encontrar. El mejor lugar para conseguirlo es en Amazon. Encontrará muchos vendedores de té verde *matcha* de varias marcas. Si le parece demasiado caro, puede reemplazarlo con té de hierbas tradicional con un poco de *matcha* (también disponible en tiendas de abarrotes). Sin embargo, se recomienda encarecidamente probar el té verde *matcha* puro, ya que está repleto de nutrientes y tiene increíbles propiedades para aumentar la pérdida de peso. Como se ha mencionado, el té verde *matcha* es la versión concentrada de las hojas de té verde normales, lo que lo hace al menos cinco veces más potente. Un pequeño bote de té verde *matcha* en polvo cuesta entre 15 y 30 dólares, y como solo necesita una pequeña cantidad cada día en su jugo, merece totalmente la pena. Cuando use este ingrediente y note los resultados, no se arrepentirá.

Ralladura de coco y leche de coco: Aunque el coco no forma parte de los 20 mejores alimentos de los que hemos hablado antes, es un ingrediente saludable que se puede incorporar a algunas recetas para hacer currys y salsas. El coco es rico en cobre, manganeso, hierro y algunas vitaminas, lo que ayuda a formar glóbulos rojos y a promover la salud de los huesos. También es rico en selenio, necesario para desintoxicar las células y mejorar ciertas funciones del organismo. Como tiene muchas calorías, se recomienda usar ralladura de coco o leche de coco en las recetas. Estos dos ingredientes suelen encontrarse en la tienda de productos naturales o en un supermercado asiático cercano. Si no, compre un coco entero.

Fideos, pasta y hojuelas de trigo sarraceno: Dado que el trigo sarraceno es el principal grano de la lista de alimentos de origen vegetal, es esencial incluirlo en la lista de la compra. Prepare fideos o pasta de trigo sarraceno para la cena o tome copos de trigo sarraceno al desayuno. Busque estos ingredientes en la tienda de productos naturales. Algunas tiendas ecológicas también venden productos de trigo sarraceno. Si no encuentra, búsquelo en

Internet. Estos ingredientes, especialmente los copos de trigo sarraceno, pueden costar una fortuna dependiendo de dónde viva. Si es demasiado caro para su presupuesto, puede limitarse a la pasta de trigo integral o al arroz integral, pero para ver los mejores resultados, intente incluir estos ingredientes en su plan de comidas. Dado que el trigo sarraceno es un alimento de alto contenido en grasas, mejorará los resultados y potenciará el proceso de pérdida de peso.

Alcaparras: Encontrar alcaparras en las tiendas de comestibles locales en cualquier parte del mundo puede ser un reto. Las alcaparras están disponibles en pequeños tarros en algunos países, pero pueden ser muy difíciles de encontrar en casi todas partes. Busque el tarro de alcaparras junto a las aceitunas y los encurtidos. Si no está disponible, puede encontrarlo en Internet. Puede ser caro en algunos lugares, así que, si se sale de su presupuesto, puede prescindir de este ingrediente (aunque intente no hacerlo).

Apio de monte: Esta hierba fresca es otro elemento difícil de encontrar. En algunos países ni siquiera está disponible en Internet. Búsquelo en la tienda de salud local, en el supermercado o en Internet. Si no la encuentra, puede saltarse este paso.

No se preocupe si no puede encontrar los 20 alimentos. Limítese a los que pueda encontrar fácilmente y a los que vaya a utilizar en sus comidas con frecuencia. Improvise y modifique la lista de la compra. Sin embargo, se recomienda encarecidamente que utilice al menos diez de estos alimentos para obtener los máximos resultados. Como algunos se encuentran habitualmente en las despensas, como el aceite de oliva extra virgen, las nueces y la cúrcuma, solo tiene que buscar el resto.

Hacer un presupuesto y ahorrar dinero

Las dietas restrictivas pueden ser caras, pero solo si no se planifican bien. Dado que los ingredientes saludables son caros, es un reto perder peso con poco presupuesto. Si es el caso, simplemente siga estos consejos.

1. Añadir a la lista solo los ingredientes esenciales

Examine su despensa y haga una lista de todos los artículos que tiene. Ahora, considere las recetas y comidas que piensa cocinar. Añada los ingredientes que necesita y omita los que ya tiene (aprenderá más sobre esto en la fase de planificación de comidas más adelante en este libro). A continuación, escriba la cantidad y el costo aproximados de cada ingrediente que quiera comprar. Si no sabe el precio, búsquelo en Internet. Calcule la cantidad total y súmele entre 20 y 25 dólares, que será su presupuesto total. Reserve esta cantidad cada semana y utilice solo ese dinero para comprar los alimentos.

Lo más importante es ceñirse a la lista. Es muy fácil distraerse en la tienda de comestibles y comprar cosas que realmente no necesita. Este mal hábito puede hacer que se salga del presupuesto, y acabará gastando más de lo que tenía previsto. Una medida fácil de tomar es evitar ir a comprar con el estómago vacío. Cuando tenga hambre, tendrá la tentación de comprar artículos poco saludables debido a los antojos. Una forma fácil de hacerlo es comer algo antes de ir de compras. Cuando esté lleno, no se desviará tan fácilmente con todas las opciones que encuentre, lo que hará más fácil ceñirse a la lista.

2. Cocinar en casa

Evite comer fuera y cocine en casa siempre que pueda. Aunque pida comida sana, puede costar de 3 a 4 veces más que lo que puede preparar en casa. Deberá establecer su presupuesto como se ha explicado anteriormente; compre sus ingredientes y alterne las comidas. Puede encontrar muchas recetas en Internet que le enseñan a preparar comida de restaurante en casa. Si se ciñe a este plan, ahorrará dinero y preparará comidas más saludables. La comida que pide puede contener muchos ingredientes perjudiciales, algunos de ellos procesados, que pueden causar un retroceso importante en el proceso de pérdida de peso o incluso revertirlo. La misma comida, cocinada en casa, cuesta menos y es más sana y fresca. Teniendo en cuenta este consejo, ahorrará dinero y evitará que su salud se vea comprometida.

3. Compre alimentos integrales y marcas genéricas

Los alimentos integrales suelen ser más baratos y frescos que sus homólogos procesados y envasados. Por ejemplo, comprar avena integral para el desayuno en comparación con los cereales envasados es más sano y mucho más barato. No contiene aditivos, conservantes ni azúcar adicional, lo que mantendrá su salud y sus niveles de energía bajo control. Del mismo modo, un bloque de queso cuesta menos que el queso rallado. Hay un truco: debe comprar los alimentos integrales a granel, lo que en principio puede parecer que excede su presupuesto. Esto se debe a que los alimentos integrales están disponibles en grandes cantidades, y no puede comprarlos en porciones más pequeñas. Aunque inicialmente cueste más, a la larga se ahorra mucho. Estas grandes cantidades servirán para más de un mes o dos (dependiendo del número de miembros en la familia), lo que permitirá ahorrar dinero que podrá utilizar en su próximo viaje.

Además, hay que buscar marcas genéricas al comprar un producto. En la mayoría de las tiendas se pueden encontrar marcas genéricas de casi todos los productos alimenticios. Son más baratas y cumplen las normas de fabricación y seguridad del país, por lo que son seguras para el consumo. Para asegurarse de que el artículo tiene la misma calidad que otras marcas caras, compruebe los ingredientes en el envase. Aunque comprar productos más baratos puede ser un salvavidas, también debe asegurarse de la calidad, ya que, de lo contrario, podría ralentizar el proceso de pérdida de peso si tiene muchos aditivos.

4. Busque ofertas, rebajas y productos de temporada

Muchas tiendas de alimentación ofrecen folletos y ponen anuncios en sus páginas web cuando hay ofertas, rebajas o promociones. No pierdas de vista estos anuncios y abastézcase cuando alguno de sus ingredientes favoritos esté en oferta. Aunque no es aconsejable abastecerse de verduras frescas, otros ingredientes con una vida útil más larga, como los fideos de trigo sarraceno y los garbanzos crudos, pueden comprarse a granel y almacenarse durante un periodo prolongado. Comprar ingredientes en oferta puede ahorrarle mucho dinero en cada viaje que haga al supermercado, lo que puede reducir drásticamente los costos.

Busque productos frescos de temporada. Algunos productos locales, como los tomates, la sandía o las fresas, son más frescos, más baratos y están disponibles durante los meses de cosecha. Así que intente planificar sus comidas en torno a estos ingredientes, ya que le costará menos y le proporcionará un sabor y una frescura óptimos. También le proporcionará variedad a su dieta, lo que hará que quiera seguirla durante más tiempo. Además, busque productos locales en el mercado agrícola de su zona. Son más baratos y más frescos que los que puede encontrar en las tiendas de comestibles. Eso sí, se estropean más rápido, así que intente consumirlos lo antes posible.

5. Compre alimentos congelados

Por último, compre alimentos congelados como bayas, piña, mango, verduras, etc. Son más baratos que las frutas y verduras frescas y están disponibles todo el año. Comprar ingredientes frescos fuera de temporada puede costar de dos a tres veces más que el precio habitual. Las frutas y verduras congeladas son igual de nutritivas que las frescas y pueden comprarse a granel. Además, se evita el desperdicio al utilizar la versión cortada de las frutas y verduras. Utilice solo lo que quiera y guárdelo de nuevo en el congelador para un uso posterior; así se mantendrán frescos durante unos meses. Puede hacer batidos, cocinar currys con frutas congeladas o utilizarlas para cubrir los cereales.

Como ve, establecer un presupuesto y ahorrar dinero con una dieta restrictiva no es demasiado difícil. Solo tiene que seguir estos consejos para comer sano sin salirse del presupuesto.

Herramientas y equipo necesarios

Además de los ingredientes básicos que debe tener siempre en su despensa cuando hace la dieta *Sirtfood*, también necesitará herramientas y equipos básicos para preparar las comidas.

1. Exprimidor

El famoso jugo verde *sirtfood* que se debe consumir varias veces al día se puede preparar con un exprimidor. Invertir en un exprimidor de alta potencia vale la pena, ya que le permitirá preparar deliciosos batidos con los ingredientes recomendados en la dieta *Sirtfood*. Las mejores máquinas para dietas suelen estar disponibles en tres formas: exprimidores con centrifugado, de cítricos y de prensa. Como su nombre indica, los exprimidores de cítricos son ideales para los cítricos, como las naranjas y los limones. Pero los exprimidores de centrifugación y los de prensa son mejores para las verduras y otras frutas.

Para hacer el jugo verde, elija un exprimidor fácil de usar, sencillo de limpiar, que recoja toda la pulpa en un solo lugar, que ofrezca resultados rápidos y que tenga la opción de hacer jugos en cantidad de una sola vez.

2. Procesador de alimentos

Dado que esta dieta incluye ciertos pasos como picar las verduras, un procesador de alimentos le facilitará las cosas. Las verduras de hoja verde, como la col rizada y la rúcula, se pueden picar con este aparato. También puede preparar otros elementos saludables de su dieta con un procesador de alimentos, como la pizza con corteza de coliflor, la mantequilla de cacahuete casera, la harina de avena, el puré de papas o el pesto de albahaca. Un procesador de cocina hace que cocinar sea más fácil y rápido y permite probar una variedad de recetas nuevas y añadirlas a su plan de comidas. Reduzca el esfuerzo y preparar los alimentos se hará mucho más divertido.

Al elegir un procesador de alimentos, compruebe la potencia de las cuchillas, la capacidad del bol y el material. Deben caber muchos alimentos, debe ser fácil de montar y sencillo de limpiar y mantener.

3. Sartén para asar

Ingredientes como el pollo y el pescado necesitan asarse en ciertas recetas como en el pollo al curry o las brochetas de pollo. El uso de una sartén para asar puede facilitar el proceso y ahorrar mucho tiempo. Quizás ya lo sepa, pero la comida a la parrilla puede ser saludable a menos de que esté untada con mantequilla o marinada con ingredientes poco saludables. Asar los alimentos a la parrilla es la forma más fácil de incluir en su dieta comidas sabrosas. Ingredientes como los pimientos, el tofu, el pollo y los tomates saben mejor cuando se asan. Al añadir solo sal, también está conservando el factor saludable y nutricional de estos ingredientes. Si busca algunas ideas para su próxima comida y quiere algo delicioso, solo tiene que colocar unas rodajas de verduras o pollo en la sartén y servirlas sobre un lecho de col rizada u hojas de rúcula y trigo sarraceno.

Para comprar una parrilla de alta calidad, asegúrese de que el tamaño se ajusta bien a su cocina. En segundo lugar, tiene que tener un mango largo; esto hará que cocinar sea seguro y sencillo. Compruebe también el material de la sartén. Una sartén de hierro fundido tiene el mejor material para este propósito. Aunque puede ser pesada, evita que los alimentos se peguen y retiene el calor para que se cocinen uniformemente, por lo que produce excelentes resultados.

Además de esto, también debería tener

- Un juego de cuchillos afilados

- Ollas y sartenes

- Bol para mezclar

- Tazas y cucharas medidoras

- Una tabla de cortar

- Una botella de agua - para almacenar agua potable y beberla a sorbos a lo largo del día

- Un juego de recipientes de almacenamiento para preparar y guardar las comidas de antemano

- Una mandolina o espiralizador - para rallar o espiralizar frutas y verduras para cocinar o para añadir a las ensaladas

- Una olla de vapor o una cesta de vapor: para preparar las verduras al vapor

- Una batidora de mano, para batir y espesar las salsas mientras se cocinan

Aunque es posible que ya tenga algunos de estos utensilios en su casa, es posible que tenga que invertir en algunos artículos esenciales como un exprimidor, un procesador de alimentos y una sartén para asar. No dude en hacer estas inversiones, ya que a la larga obtendrá muchos beneficios.

Ahora que tiene preparada su lista de la compra y la lista de herramientas y equipamiento, es el momento de visitar la tienda y abastecerse.

Capítulo 10: Planificación de comidas

En este capítulo veremos un método paso a paso para planificar las comidas y formas de organizar y personalizar su dieta *Sirtfood*. También echaremos un vistazo a un plan de comidas de 21 días para iniciar su viaje.

El término «planificación de las comidas» puede parecer abrumador para los novatos. Planificar comidas, aprender recetas, comprar alimentos, contar calorías y nutrientes puede ser estresante cuando no está acostumbrado. Pero no se desanime, no es tan complicado como parece. Este capítulo le enseñará a planificar las comidas y a convertir el proceso en una tarea sencilla y útil que puede llevarse a cabo cada semana fácilmente.

Antes de empezar, conozca la definición exacta y la importancia de la planificación de las comidas. ¿Qué es la planificación de las comidas? ¿Y por qué es necesaria?

La planificación de las comidas consiste en planificar el desayuno, el almuerzo, la cena y los tentempiés para un día determinado o para toda la semana. Su plan de comidas debe respetar el número de calorías permitido en su dieta y debe ser equilibrado en nutrientes. Básicamente, con la planificación de las comidas, ya no existe la pregunta diaria de « ¿Qué hay para comer? ». Parte de este viaje consiste en decidir todas las comidas que planea hacer durante la semana siguiente. También aprenderá lo importante que es comprar los ingredientes y prepararlos de antemano (si es posible).

Ahora, vamos a revisar un método paso a paso para la planificación de las comidas.

Paso 1: Elija los platos o recetas que cumplan con las pautas de su dieta

La dieta *Sirtfood* requiere que se ciña a una cantidad específica de calorías para cada semana y que incluya en su dieta los alimentos esenciales. Para obtener ideas y recetas de algunos alimentos sanos y deliciosos, pase al último capítulo. Elija comidas para su desayuno, almuerzo y cena, y distribúyalas a lo largo de la semana para tener versatilidad. Asegúrese de que sus elecciones se ajusten al número de calorías indicado.

Para elegir las recetas por cuenta propia, no se limite a inventar algo y esperar que salga bien. Tenga en cuenta las comidas que hará antes y después. ¿Se ajustan todas al recuento de calorías? ¿Aportan una nutrición adecuada para su estilo de vida, dependiendo de si es sedentario o activo? ¿Son fáciles de preparar? ¿Requieren demasiado tiempo? Hágase estas preguntas antes de decidirse por una receta con la cual aventurarse. También debería empezar a preparar las recetas elegidas al menos 3 días antes. De este modo, tendrá tiempo suficiente para comprar los alimentos y preparar los ingredientes.

He aquí una forma fácil de elegir las recetas en función del número de comidas que hará en la próxima semana: eche un vistazo al calendario y marque los días que tiene previsto comer y cenar en casa. Digamos que tiene cinco cenas en la semana que viene. Elija cinco recetas para la cena y prográmelas. Además, tenga en cuenta el horario de los días en los que va a preparar las comidas. Por ejemplo, si tiene que asistir al entrenamiento de fútbol de su hijo por la tarde, la mejor opción es preparar la comida en una olla de cocción lenta. Ponga todos los ingredientes en la olla de cocción lenta y deje que se cocine la comida durante 8 o 10 horas. Para cuando llegue a casa, ya estará lista. Si es de los que tienen que hacer recados a lo largo del día y no tiene tiempo para pasar en la cocina, esta será su mejor opción.

Si cocina sus comidas, prepare de más. Utilice las sobras para comer al día siguiente. Algunos ajustes y planes menores como estos pueden facilitarle la preparación de sus comidas y el cumplimiento del plan.

Por último, tenga en cuenta estos cuatro puntos para facilitar la elección de las recetas:

A. Limítese a la receta o al método de cocción que conoce

Algunas recetas, como el pollo al curry con cúrcuma o los panqueques de arándanos, son comunes y se utilizan mucho en la mayoría de los hogares. La dieta *Sirtfood* permite ciertas recetas populares, por lo que le resultará más sencillo incorporarlas a su plan de comidas en lugar de buscar recetas menos convencionales que deba aprender desde cero. Si elige una receta conocida que ya sabe hacer, también le resultará fácil reunir los ingredientes necesarios y encontrar el tiempo necesario para preparar el plato. Esto hará que le resulte más fácil programar su plan y cumplirlo.

B. Elija recetas con excedentes

Los excedentes son una gran ayuda para las personas con una agenda muy apretada. Al hacer comidas en grandes cantidades, puede guardar las sobras para el día siguiente. Simplemente caliéntelas y prepárelas para comer. Si no le apetece comerlas tal cual, solo tiene que mezclarlas con un poco de aceite de oliva y añadir algunas especias. Colóquelas sobre una hoja de lechuga o póngalas dentro de un pan de trigo sarraceno o harina de avena. Siempre puede modificarlos para hacer algo interesante y delicioso.

C. Cocinar recetas tentadoras

Algunas personas creen erróneamente que las comidas saludables no pueden ser sabrosas. Esto no es cierto. La dieta *Sirtfood* le permite cocinar comidas saludables, nutritivas e increíblemente deliciosas. Algunas recetas de esta dieta son probablemente más sabrosas que sus comidas habituales. El objetivo es elegir platos que le apetezcan y que no pueda esperar a comer. Por lo tanto, guarde las recetas que querría volver a comer.

D. Seleccione comidas que tengan ingredientes habituales

Nadie quiere encontrar y gastar dinero en ingredientes raros y exóticos. Se necesita mucho tiempo o un presupuesto enorme para conseguir estos productos. La apuesta más segura es ceñirse a los ingredientes disponibles regularmente, algunos de los cuales deberían estar siempre en su despensa. La dieta *Sirtfood* incluye muchos artículos que pueden encontrarse en abundancia en cualquier parte del mundo, como hierbas y especias, lo que facilitará la planificación de las comidas. Es conveniente que analice los ingredientes que ya están presentes en su despensa y nevera. Piense en todas las recetas saludables que pueden llevar estos ingredientes. Esto le permitirá ahorrar mucho dinero y evitar el desperdicio de alimentos.

Paso 2: Comprar todos los ingredientes necesarios de antemano

Piense en las recetas y en los ingredientes necesarios para cada comida. Prepare una lista y cómprelos de antemano. Tenga en cuenta la lista de la compra mencionada en uno de los capítulos anteriores y haga la suya. Cíñase a la lista, ya que le evitará comprar más ingredientes de los que necesita.

Preparar la lista de la compra puede parecer un proceso tedioso y que requiere mucho tiempo. Sin embargo, puede dividirlo en dos sencillos pasos:

Preparar una lista maestra de ingredientes

Aunque esta no será su lista principal de la compra, le ayudará a formular una buena lista y ajustada al presupuesto. Para preparar la lista principal de ingredientes, piense en las recetas que ha elegido y anote lo que necesita para preparar las comidas. A continuación, tenga en cuenta los artículos de su despensa y nevera. Tache lo que ya tiene, y así deberías podrá tachar la mayoría de las cosas de la lista. Tenga a mano una lista maestra de ingredientes y revísala cada semana para saber si hay que reponer algún componente o no.

Prepare la lista de la compra principal

Ahora es el momento de preparar la lista de la compra principal. Basándose en los ingredientes que quedan en la lista principal de ingredientes, clasifíquelos en categorías. Pero antes de hacerlo, haga una lista de todos los componentes necesarios para sus recetas. Cuando tenga la lista, separe los ingredientes en grupos para que pueda encontrarlos fácilmente en la tienda local. Por ejemplo, clasifique todos los productos lácteos en un grupo y todas las frutas y verduras en otro. Esto no solo le ayudará a llevar la cuenta de los ingredientes, también facilitará la compra en la tienda. De este modo, será más difícil olvidar un artículo.

Para facilitar el proceso, prepare una lista de comprobación y guárdela, ya que la volverá a utilizar en las próximas semanas: imprímala y guárdela en su bolsillo o bolso para cuando vaya a hacer las compras. También puede utilizar aplicaciones de listas de comprobación en su teléfono que le permiten tachar ingredientes y dan recordatorios. Una cosa importante que debe recordar es dejar la sección de congelados para el final; esto es para evitar que las cosas se descongelen o se derritan y hagan un desastre en la cesta de la compra. Empiece por la sección de carnes, pase por los productos lácteos, recoja todos los condimentos y especias, siga con las frutas y verduras y, por último, vaya a la sección de congelados. Antes de ir a la caja, compruebe la lista de acuerdo con las recetas elegidas y asegúrese de que lo tiene todo.

Paso 3: Prepara los ingredientes y las comidas

Por último, prepare los ingredientes que compró. ¿Alguna de las recetas requiere hacer una base o picar las verduras de antemano? Si es así, prepare los ingredientes y enváselos en recipientes herméticos para ahorrar tiempo al cocinar. Algunos ingredientes o pasos como asar el pollo y pelar o picar los frutos secos pueden llevar mucho tiempo. Prepárelos a granel y utilícelos cuando los necesite. Intente también preparar las comidas con antelación. De este modo, siempre tendrá comida y ahorrará tiempo de cocina durante la semana.

Si trabaja en una oficina en un trabajo de 9 a 5, será difícil cocinar todas las comidas y seguir el plan. Todas estas molestias y el estrés harán que quiera tirar la toalla y comer lo primero que tenga a mano. La mayoría de los días querrá comer algo que no necesite preparar para el desayuno y el almuerzo. Aquí es donde la planificación y la preparación de las comidas ayudan. Tiene todo el fin de semana para preparar los ingredientes, la base e incluso algunas comidas. Todo lo que necesita es una o dos horas de la tarde o noche del domingo.

Pasos básicos como pelar y picar cebollas, ajos, verduras y hierbas pueden llevar mucho tiempo. Si lo hace de antemano, ahorrará mucho tiempo al cocinar. Otros pasos, como quitarle la piel al pollo o al pescado y asarlo de antemano, también funcionan.

Aunque estos pasos parecen sencillos, cada uno de ellos puede llevar mucho tiempo. No seguir las estrategias desvía al principiante del camino, lo que le lleva al fracaso, y no es de extrañar que solo unos pocos consigan obtener resultados satisfactorios.

Además, debe seguir un plan de comidas que se adapte a sus necesidades, tiempo y presupuesto. Solo asegúrese de seguir la dieta como se supone; esto no es un santo grial que necesita seguirse al pie de la letra. Limítese a lo que le funciona y personalice su programa en consecuencia. Lo que menos quiere es que todos los esfuerzos se echen a perder. La planificación de las comidas le ayuda a mantener el rumbo y le simplifica la vida. Tenga margen para la experimentación y los antojos ocasionales; esto hará que su plan de comidas sea más realista y le animará a cumplirlo.

Vaya paso a paso y aprenda de los errores. La planificación de las comidas es un proceso evolutivo que puede ajustarse y personalizarse sobre la marcha. Con un poco de práctica, podrá planificar las comidas sin problemas. Siga un método que le funcione.

Errores comunes

En la planificación de las comidas, los principiantes siempre suponen lo peor. Estos mitos o falacias no solo pueden despistarle, sino que también le impiden probar cualquier plan de dieta restrictiva. Dado que la comida elegida tendrá la principal responsabilidad para perder peso, esto podría arruinar sus posibilidades de quemar grasa y entrar en el vestido de verano.

Algunos de los conceptos erróneos más comunes sobre las comidas y la planificación de las mismas son

Mito nº 1: La planificación de las comidas es cara

Todo el mundo asume que hacer dieta es caro. A veces lo es, pero depende principalmente de los ingredientes y recetas del plan de comidas. Reduzca la frecuencia de comidas basura para llevar e invierta el dinero en verduras y otros ingredientes saludables que, en conjunto, cuestan lo mismo o incluso menos que su comida chatarra. Para reducir los costes, vaya a la tienda de comestibles más barata de su zona y compre todos los ingredientes a granel; a la larga ahorrará mucho dinero. Hacer un presupuesto es útil durante la dieta. Antes de empezar, asigne dinero en efectivo para los comestibles y las comidas, y cíñase a este presupuesto cada semana. Cuando empiece, reducirá automáticamente el consumo de alcohol, la comida para llevar y los postres, que cuestan más que la comida si lo piensa bien. Planifique las comidas de forma inteligente y ahorrará mucho a largo plazo.

Mito nº 2: La planificación de las comidas es una tarea interminable

La planificación de las comidas suele realizarse para una o dos semanas y se guarda en un cuaderno al que se puede acceder fácilmente. Si se planifican las comidas para un periodo más largo (como uno o dos meses), es difícil atenerse a ello. Si bien es necesario planificar con antelación, debería tener una visión clara de solo una semana adelante. Esto le dará espacio para cambiar las recetas a largo plazo, dependiendo de su salud, presupuesto y preferencias. Y lo que es más importante, ponga el plan de comidas semanal en un lugar que siempre esté visible o accesible, como Google docs., su agenda o incluso un calendario pegado en la nevera.

Mito nº 3: La planificación de las comidas solo es adecuada para familias o parejas

Este es otro mito que necesita discutirse. La planificación de las comidas no es solo para las familias y las parejas. Aunque es necesario tener una pareja o un familiar que le apoye para motivarse a seguir una dieta, también puede planificar sus comidas y mantener el plan como individuo. Las personas que hacen dieta pueden utilizar diferentes estrategias con distintos puntos fuertes. Si es soltero o si piensa hacer la dieta por su cuenta, planifique sus comidas. En primer lugar, debe elegir recetas diseñadas para solo 1 o 2 personas. En segundo lugar, utilice las sobras para las comidas del día siguiente. De este modo, tendrá comidas nutritivas y evitará que la comida se tire a la basura. Por último, prepare una base que pueda utilizarse para la mayoría de las comidas, como verduras a la parrilla o pechugas de pollo. Esto ahorrará mucho tiempo y energía a las personas con agendas muy ocupadas.

Mito nº 4: La planificación de las comidas solo incluye la comida casera

Aunque sus comidas deben ser caseras, las comidas ocasionales para llevar y los caprichos no son un gran problema si lo hace de vez en cuando y si se ciñe al consumo de calorías establecido. Ceñirse solo a las comidas caseras puede ser desalentador. Su plan de comidas debe tener comida semanales de trampa que le permitan darse un capricho con sus platos favoritos de vez en cuando. Esto mantiene intacta la trayectoria de la dieta, y rara vez se verá tentado a ceder a los antojos, pero asegúrese de que estas comidas trampa se realicen solo una vez a la semana o cada dos semanas. Mas que esto puede hacer mella en su dieta y revertir los resultados.

Mito nº 5: Requiere mucho tiempo y es inflexible

Esto es un error. Si se hace bien, la planificación y preparación de las comidas puede ahorrar mucho tiempo y energía en lugar de cocinar todos los días. Como ya conoce las comidas y las recetas de antemano, puede preparar las comidas de la semana siguiente cuando tenga tiempo. Si tiene la comida preparada, dejará de buscar y se ceñirá a una comida saludable. Además, preparar sus comidas le ahorra tiempo durante la semana, que puede utilizar para actividades productivas. Además, la preparación de las comidas ofrece flexibilidad y permite experimentar y hacer retoques. Cuando se ciñe a recetas saludables que cumplen con las pautas de la dieta y el recuento de calorías, podrá hacer revisiones y personalizaciones.

Abordar estos mitos es necesario, ya que le animará a empezar la dieta y a seguir su plan de comidas sin sentirse abrumado.

A continuación, vamos a echar un vistazo a un plan de comidas real para ayudarle a comenzar la dieta.

Plan de comidas de 21 días de la dieta Sirtfood

Este es un plan de comidas de 21 días que puede seguir para ayudarle a comenzar su viaje de acondicionamiento físico.

Semana 1

Los primeros siete días de su plan de 21 días son los más cruciales, ya que determinarán en gran medida el éxito. Los días 1, 2 y 3 deben seguir un plan de 1.000 calorías con tres vasos de jugo verde *sirtfood* distribuidos a lo largo del día y una comida (ya sea para el almuerzo o la cena).

Día 1 - Alrededor de 1.000 calorías

A primera hora de la mañana

Un vaso de agua tibia con jugo de limón fresco

Desayuno

Un vaso de jugo verde *sirtfood* (puede ver la receta en el último capítulo)

Comida y cena

Un plato de langostinos salteados con fideos de trigo sarraceno

Un vaso de jugo verde *sirtfood* (tómelo para la cena, ya que la última comida del día debe ser más ligera que el almuerzo)

A media mañana

Un vaso de jugo verde *sirtfood*

Por la noche - 2 pastillas de chocolate negro (85% de cacao) o una pastilla de chocolate negro con un pequeño bol de *edamame* sin cáscara

Nota: Para disfrutar más los jugos a lo largo del día, procure preparar vasos frescos antes de consumirlos. No los prepare desde antes, ya que los jugos rancios podrían causar problemas digestivos. Los jugos frescos son ricos en nutrientes y tienen mejor sabor.

Día 2 - Alrededor de 1.000 calorías

A primera hora de la mañana

Un vaso de agua tibia con jugo de limón fresco

Desayuno

Un vaso de jugo verde *sirtfood*

Comida y cena

Un plato de *dhal* de col rizada y cebolla roja con trigo sarraceno

Un vaso de jugo verde *sirtfood* (tómelo para la cena, ya que la última comida del día debe ser más ligera que el almuerzo)

Merienda

A media mañana

Un vaso de jugo verde *sirtfood*

Por la noche

Dos pastillas de chocolate negro (85% de cacao)

Día 3 - Alrededor de 1.000 calorías

A primera hora de la mañana

Un vaso de agua tibia con jugo de limón fresco

Desayuno

Un vaso de jugo verde *sirtfood*

Comida y cena

Un plato de pollo y col rizada al curry con trigo sarraceno

Un vaso de jugo verde *sirtfood*

Merienda

A media mañana

Un vaso de jugo verde *sirtfood*

Por la noche

Dos pastillas de chocolate negro (85% de cacao)

Nota: Durante los tres primeros días de la dieta, también puede añadir una pequeña porción de *edamame* sin cáscara o alguna proteína extra a sus tentempiés, como claras de huevo o una pequeña porción de pollo a la plancha. Asegúrese de que el recuento diario de calorías le permita añadir estas opciones de alimentos adicionales.

Día 4 - 1.500 calorías

Por la mañana temprano

Un vaso de agua tibia con jugo de limón fresco

Desayuno

Muesli sirtfood

Comida y cena

Brochetas de pollo *sirtfood* con salsa *satay*

Un vaso de jugo verde *sirtfood*

Merienda

Media mañana

Un vaso de jugo verde *sirtfood*

Por la noche

Dos pastillas de chocolate negro (85% de cacao)

Día 5 - 1.500 calorías

A primera hora de la mañana

Un vaso de agua tibia con jugo de limón fresco

Desayuno

Panqueques de arándanos *sirtfood*

Comida y cena

Guiso de garbanzos *sirtfood* con papas al horno

Un vaso de jugo verde *sirtfood*

Merienda

Media mañana

Un vaso de jugo verde *sirtfood*

Por la noche

Dos pastillas de chocolate negro (85% de cacao)

Día 6 - 1.500 calorías

A primera hora de la mañana

Un vaso de agua tibia con jugo de limón fresco

Desayuno

Muesli sirtfood

Comida y cena

Un plato de langostinos salteados con fideos de trigo sarraceno

Un vaso de jugo verde *sirtfood*

Merienda

A media mañana

Un vaso de jugo verde *sirtfood*

Por la noche

Una barra de granola *sirtfood*

Día 7 - 1.500 calorías

A primera hora de la mañana

Un vaso de agua tibia con jugo de limón fresco

Desayuno

Gachas de dátiles y nueces

Comida y cena

Un plato de langostinos salteados con fideos de trigo sarraceno

Un vaso de jugo verde *sirtfood*

Merienda

Media mañana

Un vaso de jugo verde *sirtfood*

Por la noche

Una taza de café expreso, un bol de *edamame* sin cáscara

Nota: Si siente hambre entre las comidas, añada una pequeña porción de *edamame* sin cáscara, pollo, un huevo duro o una barrita de granola *sirtfood* para aguantar hasta la cena.

Durante esta semana, puede incorporar ejercicios ligeros, como caminar y hacer yoga, o simplemente centrarse en la dieta para evitar el estrés.

Semana 2

Felicidades. Ha llegado a la segunda semana. La semana 1 suele ser la más difícil para los principiantes. Dado que tiene una importante restricción calórica, algunos días pueden ser muy duros de soportar. Siga pensando en los resultados finales para mantenerse motivado. A partir del día 8, puede beber un vaso de vino cada día o cada día de por medio.

Día 8 - Alrededor de 1.500 a 1.700 calorías

A primera hora de la mañana

Un vaso de agua tibia con jugo de limón fresco

Desayuno

Panqueques de arándanos *Sirtfood*

Comida y cena

Un plato de *dhal* de col rizada y cebolla roja con trigo sarraceno

Salmón al horno y ensalada de menta

Merienda

A media mañana

Un vaso de jugo verde *sirtfood*

Por la noche

Una barra de granola *sirtfood*

Día 9 - Alrededor de 1.500 a 1.700 calorías

A primera hora de la mañana

Un vaso de agua tibia con jugo de limón fresco

Desayuno

Un batido con fruta congelada y hojuelas de avena con leche de su elección

Comida y cena

Guiso de garbanzos *sirtfood* con papas al horno

Ensalada *sirtfood*

Merienda

A media mañana

Un vaso de jugo verde *sirtfood*

Por la noche

Dos tentempiés de *sirtfood*

Día 10 - Alrededor de 1.500 a 1.700 calorías

A primera hora de la mañana

Un vaso de agua tibia con jugo de limón fresco

Desayuno

Muesli, yogur (o leche de su elección) y arándanos

Comida y cena

Curry de cúrcuma, jengibre y col rizada

Tabbouleh de fresas y trigo sarraceno

Merienda

A media mañana

Un vaso de jugo verde *sirtfood*

Por la noche

Una pastilla de chocolate negro y cuatro mitades de nueces

Día 11 - Alrededor de 1.500 a 1.700 calorías

A primera hora de la mañana

Un vaso de agua tibia con jugo de limón fresco

Desayuno

Gachas de nueces y dátiles con rodajas de fresa

Comida y cena

Brochetas de pollo *sirtfood* con salsa *satay*

Curry de langostinos con fideos de trigo sarraceno

Merienda

A media mañana

Un vaso de jugo verde *sirtfood*

Por la noche

Fresas en rodajas, un puñado de mitades de nueces

Día 12 - Alrededor de 1.500 a 1.700 calorías

A primera hora de la mañana

Un vaso de agua tibia con jugo de limón fresco

Desayuno

Shakshuka de *sirtfood*

Comida y cena

Un plato de *dhal* de col rizada y cebolla roja con trigo sarraceno

Salmón al horno y ensalada de menta

Merienda

A media mañana

Un vaso de jugo verde *sirtfood*

Por la noche

Un bol pequeño de *edamame* sin cáscara, una pastilla de chocolate negro

Día 13 - Alrededor de 1.500 a 1.700 calorías

A primera hora de la mañana

Un vaso de agua tibia con jugo de limón fresco

Desayuno

Panqueques de arándanos *sirtfood*

Comida y cena

Guiso de garbanzos *sirtfood* con papas al horno

Dhal de trigo sarraceno con col rizada

Merienda

A media mañana

Un vaso de jugo verde *sirtfood*

Por la noche

Dos bocados de *sirtfood*, una taza de café

Día 14 - Alrededor de 1.500 a 1.700 calorías

A primera hora de la mañana

Un vaso de agua tibia con jugo de limón fresco

Desayuno

Batido de bayas

Comida y cena

Guiso de garbanzos *sirtfood* con papas al horno

Curry de cúrcuma, jengibre y col rizada

Merienda

A media mañana

Un vaso de jugo verde *sirtfood*

Por la noche

Una pastilla de chocolate negro, un tazón pequeño de arándanos

Semana 3

Una vez superadas con éxito las dos primeras semanas (que son también las dos fases más importantes de la dieta *Sirtfood*), el camino se hace más fácil a partir de la tercera semana. Es entonces cuando hay que añadir el ejercicio para potenciar la pérdida de peso y los resultados de *fitness*. Lo mejor es incorporar ejercicios básicos como caminar, correr, yoga y pilates que no requieran demasiado esfuerzo. El objetivo es incorporar el ejercicio físico todos los días durante al menos 30 a 60 minutos. Es necesario quemar calorías adicionales, y puede hacerse haciendo ejercicio.

La semana 3 también forma parte de la fase 2 de la dieta *Sirtfood*. Deberá seguir el mismo recuento de calorías que en la semana 2 y modificar las comidas para darle variedad. Al igual que en la semana 2, hará tres comidas equilibradas con *sirtfood* y un jugo verde cada día.

Día 15 - Alrededor de 1.500 a 1.700 calorías

A primera hora de la mañana

Un vaso de agua tibia con jugo de limón fresco

Desayuno

Muesli, yogur (o leche de su elección) y arándanos

Comida y cena

Pollo a la parrilla con trigo sarraceno

Ensalada de seda

Merienda

A media mañana

1 vaso de jugo verde *sirtfood*

Por la noche

Palitos de apio con humus, una taza de café, un puñado de nueces

Día 16 - Alrededor de 1.500 a 1.700 calorías

Por la mañana temprano

Un vaso de agua tibia con jugo de limón fresco

Desayuno

Huevos revueltos con setas

Comida y cena

Hamburguesas de tofu con pan integral

Dhal de col rizada con jengibre

Merienda

A media mañana

Un vaso de jugo verde *sirtfood*

Por la noche

Una taza de café, 2 o 3 mitades de nueces, una pastilla de chocolate negro (85% o más)

Día 17 - Alrededor de 1.500 a 1.700 calorías

Por la mañana temprano

Un vaso de agua tibia con jugo de limón fresco

Desayuno

Shakshuka de *sirtfood*

Comida y cena

Un plato de *dhal* de col rizada y cebolla roja con trigo sarraceno

Pollo a la parrilla con salsa *satay*

Merienda

A media mañana

Un vaso de jugo verde *sirtfood*

Por la noche

Una taza de café, 2 o 3 mitades de nueces, ½ taza de fresas en rodajas

Día 18 - Alrededor de 1.500 a 1.700 calorías

Por la mañana temprano

Un vaso de agua tibia con jugo de limón fresco

Desayuno

Un batido de frutas congeladas y hojuelas de avena con leche de su elección

Comida y cena

Ensalada de rúcula con atún y tomates

Pollo al curry y cúrcuma con trigo sarraceno

Merienda

A media mañana

Un vaso de jugo verde *sirtfood*

Por la noche

Un bol pequeño de *edamame* sin cáscara, un bocado de *sirtfood*

Día 19 - Alrededor de 1.500 a 1.700 calorías

A primera hora de la mañana

Un vaso de agua tibia con jugo de limón fresco

Desayuno

Tortilla de col rizada

Comida y cena

Ensalada de col rizada con judías, *edamame* y cebolla roja

Fideos de trigo sarraceno con langostinos salteados

Merienda

A media mañana

Un vaso de jugo verde *sirtfood*

Por la noche

Una barra de granola *sirtfood*

Día 20 - Alrededor de 1.500 a 1.700 calorías

A primera hora de la mañana

Un vaso de agua tibia con jugo de limón fresco

Desayuno

Gachas de nueces y dátiles con rodajas de fresas

Comida y cena

Salmón al horno y ensalada de menta

Tabbouleh de trigo sarraceno con fresas

Merienda

A media mañana

Un vaso de jugo verde *sirtfood*

Por la noche

Una pastilla de chocolate negro, un bol pequeño de arándanos, dos mitades de nueces

Día 21 - Alrededor de 1.500 a 1.700 calorías

Por la mañana temprano

Un vaso de agua tibia con jugo de limón fresco

Desayuno

Huevos revueltos con setas

Comida y cena

Pescado a la plancha con trigo sarraceno

Curry de jengibre y col rizada

Merienda

A media mañana

Un vaso de jugo verde *sirtfood*

Por la noche

Una taza de café expreso, dos bocados de *sirtfood*

Al final del día 21, notará cambios importantes en su cuerpo, su mente y su comportamiento. Se sentirá con más energía, positivo y radiante. Y lo que es más importante, verá una importante pérdida de peso corporal. Cuando supere los 21 días, esta dieta se convertirá en un cambio de estilo de vida permanente. Verá por qué comer sano es esencial y los efectos en su cuerpo. Solo podrá arrepentirse de no haberla seguido antes. Algunos días, puede tener la tentación de abandonar y volver a sus antiguos hábitos. Sin embargo, piense en los increíbles beneficios que obtendrá al final de este viaje y piense en el nuevo estilo de vida que está siguiendo, con seguridad en sí mismo, radiante y lleno de energía.

Tras las dos primeras fases (las tres primeras semanas) de la dieta *Sirtfood*, no hay reglas específicas a seguir. Solo tiene que seguir la misma dieta, mantener el recuento de calorías e integrar los *sirtfood* a su dieta diaria.

Con el inicio de la cuarta semana, incorpore ejercicios que gasten más energía y quemen más calorías, como HIIT, aeróbicos y entrenamiento con pesas. Esto potenciará los resultados de la pérdida de peso, le proporcionará más energía y dará a su cuerpo un aspecto más delgado y tonificado. Escuche a su cuerpo y vaya paso a paso. Intente también incorporar ejercicios más rigurosos de forma gradual.

Siga este plan de 21 días para empezar con la dieta y su transformación corporal. Algunas de estas recetas de comida sana se explican con más detalle en el siguiente capítulo.

Capítulo 11: Recetas

Este es el momento de aprender algunas recetas para bajar de peso que se pueden preparar rápidamente e incorporar a su plan de comidas diario. Este capítulo le proporcionará 15 recetas *sirtfood* que puede distribuir a lo largo de las dos fases. A continuación, presentamos recetas para el almuerzo, la cena y la merienda.

1. Jugo verde sirtfood

Como este jugo es una parte recurrente de la dieta, debe dominar la receta. El ingrediente principal es la col rizada, y puedes añadir rúcula y perejil según sea necesario. Este jugo es rico en nutrientes y ofrece varios beneficios para la salud. Refuerza la salud inmunológica, regula la digestión y ayuda a perder peso, además de hacer que se sienta más ligero y con más energía. Si se consume con regularidad los primeros días de la dieta, se notará un cambio casi inmediato en la salud gástrica, y es posible que note movimientos intestinales más frecuentes.

Raciones: 1

Ingredientes:

- 2.5 oz de col rizada
- Un puñado de perejil

- 1 oz de rúcula
- 2 o 3 palitos de apio
- ½ raíz de jengibre mediana
- ½ limón
- ½ manzana verde mediana
- ½ cucharadita de té verde *matcha*
- Agua potable según sea necesario

Instrucciones:

1) Lave y corte los palitos de apio por la mitad. Pele el jengibre y píquelo en trozos grandes.

2) Añada la col rizada, el perejil, la rúcula, las ramas de apio, el jengibre y la manzana verde en un exprimidor y tritúrelo hasta que todos los ingredientes estén bien mezclados. Añada agua para conseguir la consistencia deseada si es necesario.

3) Páselo a un vaso. Exprima el jugo de limón fresco y añada té verde *matcha*, revuelva bien y bébalo inmediatamente.

Si no tiene tiempo para hacer uno fresco cada vez, puede preparar el jugo de antemano y guardarlo a granel. Sin embargo, el jugo de limón y el té verde *matcha* solo deben añadirse en el momento de consumirlo para evitar que la mezcla se vuelva amarga.

2. Gachas de nueces y dátiles

Esta es una interesante opción de desayuno que es igualmente nutritiva y deliciosa. Utilice nueces, dátiles y trigo sarraceno como ingredientes principales.

Porciones: 1

Ingredientes:

- 1.5 oz de hojuelas de trigo sarraceno
- ½ taza de leche (de vaca, de soja o de almendras)
- 1 dátil *Medjool* (picado)
- 1 cucharadita de mantequilla de nuez
- Cuatro mitades de nueces (picadas)
- 3 o 4 fresas (en rodajas)

Instrucciones:

1) Calentar la leche en una cacerola, añadir el dátil *Medjool* picado y mezclar bien.

2) Cuando la leche esté ligeramente caliente, añadir las hojuelas de trigo sarraceno. Remover bien hasta que el dátil forme grumos.

3) Cuando la mezcla alcance la consistencia deseada, retírela del fuego y déjela enfriar un rato.

4) Pásela a un bol y adórnela con mantequilla de nueces, nueces picadas y fresas en rodajas.

También puede añadir arándanos a esta gacha. Esta receta solo necesita unos pocos ingredientes y se prepara en menos de 10 minutos. Guarde estos ingredientes en su despensa para tener una opción de desayuno saludable y deliciosa cada mañana.

3. Huevos revueltos con champiñones

Si se aburre de consumir las mismas opciones dulces de desayuno ofrecidas anteriormente, pruebe esta deliciosa receta para variar.

Porciones: 1

Ingredientes:

- Dos huevos medianos
- 1 cucharadita de aceite de oliva extra virgen
- 0,75 oz de col rizada (picada gruesa)
- ½ chile ojo de pájaro (finamente picado)
- 1.75 oz de champiñones (limpios y cortados en rodajas finas)
- 1 cucharadita de cúrcuma en polvo
- 1 cucharadita de curry en polvo
- Un puñado de perejil (finamente picado)
- Sal al gusto
- Mezcla de semillas de su elección (opcional)
- Salsa sriracha (para dar sabor, opcional)

Instrucciones:

1) Calentar un poco de aceite en una sartén y añadir el chile y los champiñones cortados en rodajas finas. Saltear durante unos minutos hasta que los champiñones se doren. Reservar.

2) En un recipiente aparte, añada la cúrcuma en polvo y el curry en polvo al agua y mezcle bien para formar una pasta.

3) Mientras tanto, calentar un poco de agua en una olla y cocer la col rizada hasta que esté ligeramente cocida. Debería tardar de 2 a 3 minutos.

4) Calentar más aceite en la sartén utilizada para cocinar los champiñones y añadir la pasta de especias, los huevos, la sal y los champiñones salteados. Mezclar bien y dejar que se cocine durante 1 o 2 minutos.

5) Añadir la col rizada al vapor y mezclar bien. Adórnelo con perejil picado y sírvalo caliente.

Si no le gustan los champiñones, puede prescindir de estos y utilizar los huevos como ingrediente principal. También puede sustituir los champiñones por cualquier otro ingrediente saludable.

4. Ensalada *sirtfood*

Esta ensalada es una comida llenadora que se puede consumir para el almuerzo o la cena. Contiene salmón, alcaparras, apio, rúcula, aguacate y otros ingredientes saludables conocidos por potenciar la pérdida de peso.

Porciones: 1

Ingredientes:

- 1.75 oz de hojas de rúcula
- 1.75 oz de hojas de endivia
- ½ taza de aguacate
- 3.5 oz de rodajas de salmón
- 1/6 taza de cebolla roja
- ½ taza de apio
- Un puñado de mitades de nueces
- 1 dátil *Medjool*
- 1 cucharada de alcaparras
- 1 cucharadita de jugo de limón fresco
- ½ cucharada de aceite de oliva extra virgen
- ¼ de taza de perejil
- Sal a gusto

Instrucciones:

1) Lavar y enjuagar las hojas para la ensalada y eliminar la suciedad. Si no son orgánicas, es mejor lavarlas en una solución de agua, vinagre y sal. Enjuagar bien.

2) Pique las hojas en trozos del tamaño de un bocado. Pele el aguacate y píquelo en daditos.

3) Picar otros ingredientes, como el apio, la cebolla roja y los dátiles *Medjool* en rodajas.

4) Añada todos estos ingredientes en un bol. A continuación, añade las rodajas de salmón, las nueces y las alcaparras.

5) Añada el aceite de oliva, la sal y el jugo de limón y mezcle bien. Adorne con perejil finamente picado.

El salmón ofrece un contenido saludable de grasas y proteínas, mientras que la verdura de hoja verde ofrece fibra y le mantiene lleno durante más tiempo. Sin embargo, todos estos ingredientes son bajos en calorías. El aguacate y el aceite de oliva también contribuyen al contenido de grasa saludable.

5. Salteado de langostinos con fideos de trigo sarraceno

Ya conoce los beneficios de utilizar el trigo sarraceno como fuente principal de carbohidratos en la dieta *Sirtfood*. Esta es una de las muchas formas de consumir el trigo sarraceno en una deliciosa y nutritiva comida de langostinos salteados con fideos.

Raciones: 1

Ingredientes:

- 2.5 oz de fideos de trigo sarraceno
- 5 oz de langostinos crudos
- 2 dientes de ajo
- 1 cebolla roja mediana
- 2 cucharadas de aceite de oliva extra virgen
- 1 chile ojo de pájaro
- 2 cucharadas de *tamari* o salsa de soja
- ½ jengibre (rallado)
- 1.75 oz de col rizada
- 2.5 oz de judías verdes
- 2 palitos de apio
- ½ taza de caldo de pollo

Instrucciones:

1) Caliente el aceite en una sartén. Añada un poco de *tamari*.

2) Cuando el aceite esté caliente, cocine los langostinos por ambos lados durante unos 2 o 3 minutos.

3) Colóquelos en un plato y deje que se enfríen a temperatura ambiente.

4) Mientras tanto, ponga agua a una olla y déjela hervir. Cuando el agua burbujee, añada los fideos y deje que se cocinen de 6 a 8 minutos.

5) Caliente un poco de aceite en la misma sartén utilizada para cocinar los langostinos. Añada el ajo, el jengibre, la cebolla roja, el chile, la col rizada, las judías y el apio y saltéelos durante unos minutos.

6) Cuando estos ingredientes estén ligeramente fritos, añada un poco de caldo y mezcle bien. Déjelo hervir y cocine a fuego lento durante unos minutos. Cocine hasta que las verduras se hayan ablandado.

7) Cuando haya terminado, añada los langostinos cocidos junto con el apio y los fideos cocidos para completar la receta. Deje que hiervan unos minutos más y sirva caliente.

Puede servir este plato tal cual o con un poco más de salsa de soja. Sustituya la salsa de soja por *tamari* si está evitando el gluten.

6. *Tabbouleh* de fresas y trigo sarraceno

Esta receta es tan interesante como suena. Mezcle el sabor dulce y ácido de las fresas con el sabor a nuez y terroso del trigo sarraceno: un plato delicioso.

Porciones: 1

Ingredientes:

- ½ taza de aguacate
- 1 onza de rúcula
- 1/3 de taza de trigo sarraceno
- 6 a 7 fresas
- 1/6 de taza de cebolla roja
- 1 tomate mediano
- Un puñado de nueces
- 1 dátil *Medjool*
- 1 cucharada de cúrcuma en polvo
- 1 cucharada de alcaparras
- 1 cucharadita de jugo de limón fresco
- ½ cucharada de aceite de oliva extra virgen
- ¼ de taza de perejil

- Sal a gusto

Instrucciones:

1) Hierva agua en una olla, añada cúrcuma y cueza el trigo sarraceno durante unos minutos. Escurra el contenido y déjelo enfriar un rato.

2) Lave y enjuague las verduras de hoja verde en una solución de agua, vinagre y sal. Enjuague bien.

3) Pique las verduras y los demás ingredientes, como los tomates, las fresas, las cebollas rojas y los dátiles *Medjool*, en rodajas.

4) Añada el trigo sarraceno y el resto de los ingredientes en un bol.

5) Añada aceite de oliva, sal y jugo de limón, y mezcle bien. Adorne con perejil finamente picado.

Este plato será un gran complemento para su almuerzo o cena.

7. Panqueques de arándanos *sirtfood*

Esta receta es perfecta para los más golosos. Uno de los alimentos más populares, los arándanos, puede utilizarse en platos salados o dulces. Los panqueques son un alimento básico para el desayuno y se pueden personalizar según el gusto y las necesidades.

Porciones: 2

Ingredientes:

- 8.5 oz de arándanos
- 4 plátanos
- 4 huevos
- 6.5 oz de hojuelas de avena
- 2 cucharaditas de polvo de hornear
- Mantequilla para freír
- Chips de chocolate negro (opcional)
- Sal, si es necesario
- Agua, si es necesario

Instrucciones:

1) En primer lugar, empiece por preparar la harina de avena. Pase las hojuelas de avena por un procesador de alimentos y tritúrelas bien para que adquiera una consistencia de polvo o harina. Asegúrese de que no haya humedad en el procesador de alimentos, ya que podría formar grumos en la harina de avena.

2) Añada los huevos, los plátanos, la levadura en polvo y una pizca de sal al procesador de alimentos y mézclelo bien hasta que todos los ingredientes estén bien combinados. Es necesario que la masa esté suave y sin grumos.

3) Pásela a un bol y añada los arándanos. Incorpore con cuidado los arándanos para que el jugo de las frutas permanezca intacto. Dejar reposar la mezcla durante 10 minutos.

4) Calentar una sartén y añadir un poco de mantequilla. Extiéndela uniformemente y vierte una cucharada de la masa de los panqueques. Extiéndala para formar un círculo uniforme según el tamaño que desee.

5) Cocinar por ambos lados para conseguir un color dorado.

También puede añadir a la masa algunas pastillas de chocolate negro junto con los arándanos. Estos panqueques son una gran adición a su rutina de desayuno habitual. Sírvalas con un poco de miel para realzar su sabor. También puede sustituir la avena por trigo sarraceno para cumplir con las directrices de *sirtfood*.

8. Pollo al curry con cúrcuma y col rizada

¿Qué mejor combinación que cúrcuma, pollo y col rizada? Este curry, si se prepara bien, es un plato delicioso que cumple con las directrices de la dieta *Sirtfood*. El sabor terroso de la cúrcuma y la col rizada se combinan con la textura jugosa del pollo para ofrecerle una comida sana, nutritiva y rica en sirtuinas. Acompáñelo con un poco de arroz o trigo sarraceno hervido o disfrútelo sin más.

Raciones: 4

Ingredientes:

- 14 oz de muslos de pollo (sin hueso)
- 7 oz de col rizada
- 1 cucharada de aceite de oliva extra virgen
- 2 cebollas rojas medianas
- ½ raíz de jengibre mediana
- 3 o 4 dientes de ajo
- 2 cucharadas de cúrcuma en polvo
- 2 chiles ojo de pájaro (finamente picados)
- 1 cucharada de curry en polvo

- 3 tomates medianos
- 2 vainas de cardamomo
- 1 taza de caldo de pollo
- ½ taza de leche de coco
- 2 tazas de agua
- Un puñado de hojas de cilantro (para decorar)

Instrucciones:

1) En primer lugar, ponga a marinar el pollo. Pase los muslos de pollo sin piel y sin hueso a un bol y añada cúrcuma. Masajéelo bien para que el pollo absorba la sazón.

2) Caliente aceite en una sartén y ponga a freír el pollo por ambos lados hasta que esté bien cocido. Déjelo a un lado.

3) Caliente más aceite en la misma sartén y añada la cebolla picada, el ajo, el chile ojo de pájaro y el jengibre rallado. Saltéelo bien hasta que las cebollas se doren.

4) A continuación, añada un poco de cúrcuma en polvo y curry en polvo. Mezcle bien. Déjelo cocer unos minutos más.

5) Añada a la mezcla la leche de coco, los tomates picados, las vainas de cardamomo y el caldo de pollo y mezcle bien. Vierta un poco de agua y deje que se cocine a fuego lento durante un rato. Siga removiendo la mezcla para evitar que se pegue o se queme.

6) Después de 30 minutos, notará que el nivel de agua se ha reducido. Pique la col rizada y añádela a la mezcla. Remueva bien y deje que se cocine a fuego lento durante unos minutos más.

7) Después de 5 a 10 minutos, añada los trozos de pollo cocidos y mezcle bien. Déjelo cocer de nuevo a fuego lento durante unos minutos más hasta que el pollo esté caliente.

8) Mientras tanto, hierva un poco de agua y cueza arroz o trigo sarraceno para servirlo con la col rizada y el pollo al curry.

Sirve el curry con cilantro picado como guarnición.

9. Ensalada de salmón al horno y menta

El salmón y la menta son otra combinación de alimentos celestial que se complementan perfectamente. Utilice verduras de hoja verde, como la col rizada, la rúcula y el perejil para la base y remátelo con una cama de salmón al horno y aderezo de menta para completar el plato. Esta receta está cargada de grasas y proteínas saludables y es baja en calorías, lo que la convierte en un complemento ideal para la dieta *Sirtfood*.

Porciones: 1

Ingredientes:

- 1.75 oz de rúcula
- 1.75 oz de col rizada
- 3.5 oz de rodajas de salmón
- 1/6 de taza de cebolla roja
- 2 rábanos medianos
- 1 pepino pequeño
- 1 cucharadita de mayonesa baja en grasa
- 1 cucharada de yogur
- Un puñado de hojas de menta

- 1 cucharada de vinagre de arroz
- ¼ de taza de perejil
- Sal a gusto
- Una pizca de pimienta negra

Instrucciones:

1) Precalentar el horno a 200 °C durante 15 minutos. Una vez caliente, coloque los trozos de salmón en el horno y déjelos hornear de 15 a 18 minutos hasta que se cocinen uniformemente por ambos lados. Para obtener un mejor resultado, retire la piel antes de hornear.

2) Mientras el pescado está en el horno, lave y enjuague las verduras de hoja verde en una solución de agua, vinagre y sal. Enjuague bien.

3) Pique las hojas verdes, las cebollas, el pepino y los rábanos. Ponga todos estos ingredientes en un bol.

4) En otro bol, mezcle la mayonesa, el yogur, las hojas de menta picadas, el vinagre de arroz, la sal y la pimienta. Mezclar bien y dejar reposar durante 10 minutos.

5) En el bol o plato para servir, extienda las verduras de hoja verde como base. Añada las verduras picadas y mézclelas. Añada el salmón al horno y rocíe el aderezo de menta por encima.

Adorne con perejil finamente picado y sírvalo para almorzar o cenar.

10. *Shakshuka* de sirtfood

Esta es una nueva versión de la receta tradicional de shakshuka que la mayoría de nosotros conocemos. En esta receta se sustituyen los ingredientes por *sirtfood* como el chile ojo de pájaro, el aceite de oliva extra virgen y las cebollas rojas.

Porciones: 1

Ingredientes:

- 2 huevos medianos
- 1 cucharada de aceite de oliva extra virgen
- 1 cebolla roja mediana
- 2 dientes de ajo
- 1 cucharadita de cúrcuma en polvo
- 2 chiles ojo de pájaro (finamente picados)
- 1 cucharadita de comino en polvo
- 1 cucharadita de pimentón
- 1 onza de col rizada
- 3 tomates medianos
- Agua (según sea necesario)
- 2 ramas de apio
- Un puñado de hojas de perejil (para decorar)

Instrucciones:

1) Calentar un poco de aceite en una sartén y añadir cebollas rojas picadas y dientes de ajo picados. Freír hasta que las cebollas se doren.

2) Añadir comino en polvo, pimentón, chile ojo de pájaro, cúrcuma en polvo y apio picado. Mezclar bien y dejar que la mezcla se cocine durante unos minutos.

3) Añadir los tomates picados y mezclar bien. Añade un poco de agua si es necesario y déjalo cocer a fuego lento.

4) Picar la col rizada y añadirla a la mezcla. Dejar cocer unos minutos más.

5) Cuando la salsa esté cocida, haga 2 pozos y vierta los huevos. No mezcle los huevos con la salsa.

6) Cubra la sartén con una tapa y deje que se cocine durante 10 minutos a fuego lento. Cuando las claras estén firmes y las yemas líquidas, apague el fuego y déjelo reposar con la tapa durante unos minutos.

7) Pase la salsa y los huevos a un plato y adórnelo con perejil picado.

Puede comer este plato sin más o servirlo con un poco de trigo sarraceno o arroz como acompañamiento. Este plato es versátil y se puede modificar fácilmente para que pueda tomarlo como desayuno, almuerzo o cena.

11. Barras de granola de chocolate negro

¿Alguna vez se le ha antojado un delicioso tentempié mientras sigue una dieta estricta? No busque más. Esta versión sabrosa y saludable de la granola es esencial en la despensa. Saciará sus ganas de dulce y será un tentempié saludable para después de la comida. No tiene que recurrir a las barritas de granola muy procesadas que se venden en el mercado. Sin embargo, las pepitas de chocolate negro son ricas en nutrientes que activan la sirtuina y ofrecen varios beneficios para la salud. En esta receta, también se añade avena, nueces (o pacanas) y un chorrito de aceite de oliva.

Raciones: 8

Ingredientes:

- 7 oz de hojuelas de avena
- 2 oz de chips de chocolate negro (75% o 85% de cacao)
- 1.5 oz de pacanas o nueces
- 2 cucharadas de jarabe de malta de arroz
- 1 cucharada de azúcar morena
- 0.7 oz de mantequilla
- 2.5 cucharadas de aceite de oliva

Instrucciones:

1) Picar las pacanas o las nueces y ponerlas en un bol. Añadir las hojuelas de avena y mezclar bien.

2) Calentar un poco de mantequilla en una sartén. Añadir azúcar morena, jarabe de malta de arroz y el aceite de oliva. Mezclar bien hasta que los ingredientes estén bien mezclados. Asegúrese de que la mezcla no hierva.

3) Cuando el sirope se haya enfriado a temperatura ambiente, añádalo a la avena y las nueces. Mezclar bien hasta que la avena y las nueces queden totalmente cubiertas por el sirope.

4) Mientras tanto, precaliente el horno a 160 °C durante 10 a 15 minutos. Forrar una bandeja de horno con papel pergamino.

5) Repartir la mezcla de avena uniformemente sobre la bandeja del horno. Hornee durante 20 minutos hasta que ambos lados estén dorados.

6) Deje que se enfríen durante unas horas. Cuando hayan alcanzado la temperatura ambiente, rompa los grumos más grandes y cúbralos con pastillas de chocolate negro.

7) Córtelos en barritas y guárdelos en recipientes herméticos. Pueden durar hasta 2 semanas.

Prepare estas barritas de granola a granel para tenerlas siempre a mano cuando le apetezca algo dulce. Duplique los ingredientes si quiere un lote más grande de barritas de granola. Envolviendo estas barritas en papel encerado y refrigerándolas, puedes comerlas durante 1 o 2 meses o también prepararlas para sus amigos y familiares. Para utilizarlas durante más de 2 meses, congele las barritas y descongélalas a temperatura ambiente entre 12 y 24 horas.

12. Brochetas de pollo con salsa *satay*

Este aperitivo también puede convertirse en una comida completa con algunas modificaciones. Basta con añadir un poco de trigo sarraceno o arroz como guarnición para servirlo en una comida. En esta receta, utilizará la clásica combinación de pollo al curry junto con otros alimentos como apio, cebollas rojas, nueces, aceite de oliva extra virgen y trigo sarraceno.

Porciones: 1

Ingredientes:

- 5 oz de pechuga de pollo (picada)
- 1 oz de col rizada
- 1 cucharada de aceite de oliva extra virgen
- 1 cebolla roja mediana
- 4 mitades de nuez
- 2 dientes de ajo
- 2 cucharadas de cúrcuma en polvo
- 1 cucharada de curry en polvo
- 2 ramas de apio
- ½ taza de caldo de pollo

- ½ taza de leche de coco
- 1 cucharada de mantequilla de nueces
- 1.75 oz de trigo sarraceno
- 1 taza de agua
- Un puñado de hojas de cilantro (para decorar)

Instrucciones:

1) Para marinar el pollo, póngalo en un bol y añada cúrcuma en polvo y aceite de oliva. Masajéelo bien para que el adobo se absorba mejor. Tape el bol y déjelo reposar de 30 a 60 minutos.

2) Caliente un poco de aceite de oliva en una sartén. Añada las cebollas y el ajo. Fríalo hasta que las cebollas se doren.

3) Añada la cúrcuma en polvo y el curry en polvo. Mezcle bien y deje que se cocine durante 2 o 3 minutos.

4) A continuación, añada la leche de coco y el caldo de pollo a la mezcla y mezcle bien. Después de unos minutos, añada la mantequilla de nuez y mezcle hasta que todo esté bien incorporado. Vierta un poco de agua y deje que se cocine a fuego lento durante un rato. Siga removiendo la mezcla.

5) Después de hervir a fuego lento durante 10 minutos, notará que el nivel de agua se reduce y la mezcla se vuelve cremosa.

6) Mientras tanto, hierva un poco de agua y cueza arroz o trigo sarraceno para servirlo con las brochetas de pollo. Añada col rizada y apio picados al trigo sarraceno.

7) Prepare las brochetas ensartando los trozos de pollo marinados. Ase el pollo hasta que esté dorado.

8) Pase los trozos de pollo asado a un plato y vierta la salsa *satay*.

Sirva el curry con cilantro picado como guarnición. Pique los trozos de nuez y espolvoréelos sobre el pollo. Si no se dispone de trigo sarraceno, se puede servir el pollo asado con arroz o disfrutarlo como aperitivo.

13. Bocadillos *sirtfood*

Esta interesante receta de bocadillos es perfecta como postre o como tentempié nocturno con una taza de café expreso o té verde. Estos bocados están hechos con *sirtfood* populares: nueces, aceite de oliva, dátiles *Medjool*, cúrcuma y chocolate negro. También se les puede llamar trufas *sirtfood* saludables.

Raciones: 15 a 18 bocadillos

Ingredientes:

- 8.75 oz de dátiles *Medjool*
- 4.25 oz de nueces
- 1 oz de chocolate negro (85% de cacao)
- 1 cucharada de cúrcuma en polvo
- 1 cucharada de cacao negro en polvo
- 1 cucharada de aceite de oliva extra virgen
- 1 cucharadita de extracto de vainilla
- 2 cucharadas de agua

Instrucciones:

1) Picar las nueces y las pastillas de chocolate negro en trocitos pequeños.

2) Deshuesar los dátiles *Medjool* y picarlos en trocitos.

3) Añadir las pastillas de chocolate y nueces a un procesador de alimentos y batir hasta que se forme un polvo fino.

4) Pasar la mezcla a un bol y añadir los dátiles *Medjool* picados, el cacao negro en polvo, el aceite de oliva y la cúrcuma en polvo. Mezclar bien hasta que todos los ingredientes estén bien combinados. Utilizar un procesador de alimentos para mezclarlos bien.

5) Si es necesario, añadir un poco de agua para obtener una consistencia más uniforme. Sin embargo, no querrá que la mezcla sea demasiado pegajosa.

6) Aplique 1 o 2 gotas de aceite de oliva en las palmas de las manos y extienda la masa de manera uniforme. Tome una parte de la mezcla y haga una bola con las palmas de las manos.

7) Una vez utilizada toda la mezcla y enrolladas las bolas, refrigéralas de 45 a 60 minutos.

Para darle un toque adicional, haga rodar las bolas sobre cacao en polvo o coco rallado para realzar el sabor. Si se refrigeran, estos bocados de *sirtfood* pueden comerse hasta una semana después. También puede prepararlos a granel y congelarlos para conservarlos durante más tiempo.

14. Guiso de garbanzos *sirtfood* con papas al horno

Puede encontrar el tiempo para preparar esto de vez en cuando. Esta receta es deliciosa, nutritiva e increíblemente llenadora.

Porciones: De 4 a 6 personas

Ingredientes:

- 2 latas de garbanzos (precocidos, 400 gramos cada una)
- 1 cucharada de aceite de oliva extra virgen
- 2 cebollas rojas medianas (picadas finamente)
- 2 dientes de ajo (pelados y cortados por la mitad)
- 1 raíz de jengibre mediana (pelada y rallada)
- De 4 a 6 papas
- 2 cucharaditas de chile triturado
- 2 chiles ojo de pájaro (finamente picados)
- 2 tomates medianos (picados)
- 2 cucharadas de cacao en polvo sin azúcar
- 2 pimientos amarillos (picados)
- 2 cucharadas de cúrcuma en polvo
- 1 cucharada de semillas de comino

- 1 taza de agua

- Sal y pimienta al gusto

- Un puñado de hojas de perejil (finamente picadas, para decorar)

Instrucciones:

1) Calentar un poco de aceite en una sartén y saltear las cebollas rojas hasta que se doren.

2) Añadir los dientes de ajo, el jengibre, el chile ojo de pájaro, los chiles triturados y las semillas de comino, y mezclar bien. Puede omitir el chile triturado si no quiere que sea picante.

3) Una vez cocidas las especias, añada la cúrcuma en polvo y un poco de agua. Mezcle bien y deje cocer a fuego lento durante unos minutos. No ponga el fuego alto porque podría quemar las especias.

4) Mientras tanto, precaliente el horno a 200 °C. Cuando esté caliente, forre una bandeja y hornee las papas durante una hora.

5) Ponga los tomates, los pimientos amarillos, el cacao en polvo y los garbanzos en la sartén con las especias y mezcle bien. Añada un poco de agua y tápela. Déjelo cocer a fuego lento hasta que la mezcla hierva.

6) La salsa debe estar lista en 45 minutos. Cuando esté espesa y huela bien, añada sal y pimienta y remueva bien.

Servir con perejil picado como guarnición y papas al horno como acompañamiento. Se puede prescindir de las papas al horno, sustituirlas por trigo sarraceno y servir el plato como un curry. Esta receta, si la domina, será una de sus favoritas.

15. *Dhal* de col rizada y cebolla roja con trigo sarraceno

Esta receta es esencial en la comida de los sirios. Es deliciosa, fácil de hacer y muy nutritiva. Si busca una receta sin gluten y vegana, esta es una gran opción.

Porciones: 4

Ingredientes:

- 3.5 oz de col rizada (o espinacas)
- 5.25 oz de lentejas rojas
- 1 cucharada de aceite de oliva extra virgen
- 1 cebolla roja mediana (finamente picada)
- 2 dientes de ajo
- ½ raíz de jengibre mediana (pelada y rallada)
- 2 chiles ojo de pájaro (finamente picados)
- 2 cucharaditas de cúrcuma en polvo
- 1 cucharada de curry en polvo o *garam masala*
- ½ taza de leche de coco
- 1.75 oz de trigo sarraceno
- 1 taza de agua

- Un puñado de hojas de perejil o cilantro (para decorar)

Instrucciones:

1) Calentar un poco de aceite en una sartén y saltear las cebollas rojas hasta que se doren.

2) Añada los dientes de ajo, el jengibre y el chile ojo de pájaro, mezcle bien.

3) Cuando las especias estén cocidas, añada la cúrcuma en polvo, el curry en polvo y un poco de agua. Mezcle bien y deje que se cocinen a fuego lento durante unos minutos. No ponga el fuego alto porque podría quemar las especias.

4) A continuación, añada la leche de coco, las lentejas rojas y un poco de agua. Remueva bien. Añada un poco de agua y cierre la cacerola con una tapa. Déjelo cocer a fuego lento hasta que hierva. Si el *dhal* se vuelve demasiado espeso o se pega al fondo de la cacerola, añada más agua y siga removiendo la mezcla.

5) Por último, añada la col rizada picada y mézclala con el *dhal*. Tape la olla y deje que se cocine durante 5 minutos más.

6) En una olla aparte, hierva un poco de agua y cueza trigo sarraceno durante 10 o 15 minutos para servirlo con el *dhal*.

Sirva el *dhal* con perejil picado como guarnición y el trigo sarraceno cocido como acompañamiento. Como los ingredientes de esta receta son fáciles de conseguir, es muy fácil de hacer y puede convertirla en un plato fundamental de su dieta.

Estas recetas se ajustan a las directrices de la dieta *Sirtfood* y ofrecen un sinfín de beneficios para la salud, además de la pérdida de peso. La dieta *Sirtfood* se basa sencillamente en una alimentación sana, y estas recetas son perfectas para iniciar el camino.

Conclusión

Esto resume todo lo que necesita saber sobre la dieta *Sirtfood*, ¡ahora es el momento de empezar! La dieta *Sirtfood* es un plan de nutrición a largo plazo que debe seguirse durante un período prolongado e incorporarse a su estilo de vida. Dado que esta dieta permite alimentos regulares y algunas indulgencias, es más fácil seguirla durante mucho tiempo que otras dietas. Si cree que la dieta es demasiado abrumadora debido a las grandes restricciones calóricas de la primera semana, consuma un número moderado de calorías mientras se ciñe a los alimentos recomendados. Sin embargo, los efectos secundarios como el mareo y las náuseas desaparecerán después de la primera semana. Por lo tanto, intente seguir los 3 primeros días sin superar las 1000 calorías para conseguir los mejores resultados.

Dado que el objetivo principal de la dieta *Sirtfood* es la alimentación saludable y no la pérdida de peso, continúela a largo plazo. Los primeros 21 días actúan como un impulso para comenzar su viaje de acondicionamiento físico y le ayudan a cambiar a una alimentación saludable. Por lo tanto, continúe con esta dieta incluso después de los primeros 21 días. Al final de los 21 días, debería tener una idea clara sobre el tipo de comidas que va a preparar. También es esencial calcular el número de calorías y nutrientes consumidos al día. Para mantenerla durante más tiempo, prepare sus recetas con los 10 o 20 mejores alimentos. Además, tome al menos un vaso de jugo verde cada día, no solo para perder peso, sino también para potenciar otras funciones corporales cruciales. Recuerde que este plan de dieta está destinado a ser implementado por el resto de su vida y no solo por 21 días.

Asegúrese de que no tiene ningún problema subyacente, como se ha explicado anteriormente. Las personas con diabetes, un estilo de vida muy activo, o aquellos con condiciones médicas no deben seguir esta dieta. Si tiene dudas sobre su tipo de cuerpo y el efecto de la dieta *Sirtfood*, consulte a su médico antes de seguir esta dieta.

Ahora es el momento de comenzar el viaje de pérdida de peso con la dieta *Sirtfood* y ser testigo de una nueva versión de usted. Pruebe estas recetas y planes de comidas hoy mismo para perder peso. La dieta *Sirtfood* no solo le dará un cuerpo en mejor forma y bien tonificado, sino una nueva perspectiva de la vida y una mayor confianza en sí mismo. ¡Buena suerte!

Referencias

5 Beneficios y usos emergentes de la fibra de la raíz de achicoria. (2019, 14 de noviembre). Healthline. https://www.healthline.com/nutrition/chicory-root-fiber#1.-Packed-with-the-prebiotic-fiber-inulin

9 Beneficios de la rúcula. (2014, 30 de junio). EcoWatch. https://www.ecowatch.com/9-benefits-of-arugula-1881929191.html

Los 15 mejores entrenamientos HIIT para quemar grasa: Plan de ejercicios para mujeres. (2017, 29 de noviembre). STYLECRAZE. https://www.stylecraze.com/articles/hiit-exercises-to-burn-fat/

Admin. (2016, 21 de enero). La dieta *Sirtfood* Salteado de langostinos asiáticos con fideos de trigo sarraceno. Red Online. https://www.redonline.co.uk/food/recipes/a521490/how-to-make-sirts-asian-king-prawn-stir-fry-buckwheat-noodles/

Admin. (2019, 2 de julio). La dieta *Sirtfood* y el ejercicio. DIETA *SIRTFOOD*. https://*sirtfood*diet.net/articles/*sirtfood*-diet-exercise/

Artículos. (s.d.). DIETA *SIRTFOOD*. Extraído de https://*sirtfood*diet.net/articles

Ideas de belleza, moda, recetas y entretenimiento para mujeres inteligentes y seguras de sí mismas - Revista Red. (n.d.). Red Online. Extraído de https://www.redonline.co.uk/

BENEFICIOS DE COMER DÁTILES. (n.d.). Extraído de https://carolineschoice.com/benefits-of-eating-dates/

¿Puede el chile ojo de pájaro ayudar a perder peso? ¿Cuál es el beneficio de incorporar chile ojo de pájaro en su dieta? (2020, 1 de septiembre). Healthyliving from Nature - Buy Online. https://healthyliving.natureloc.com/can-birds-eye-chili-help-in-weight-loss-whats-the-benefit-of-taking-birds-eye-chilies-in-your-diet

¿Ayudó «La dieta de *Sirtfood*» a Adele a perder peso? Esto es lo que hay que saber sobre ella. (n.d.). TODAY.com. Extraído de https://www.today.com/health/what-sirtfood-diet-adele-s-rumored-diet-explained-t181146

Guarente, L. (2007). Sirtuinas en el envejecimiento y la enfermedad. Cold Spring Harbor Symposia on Quantitative Biology, 72(1), 483-488. http://symposium.cshlp.org/content/72/483

Hali Bey Ramdene. (2017, 19 de marzo). La guía para principiantes sobre la planificación de comidas: Qué hay que saber, cómo tener éxito y qué omitir. Kitchn; Apartment Therapy, LLC. https://www.thekitchn.com/the-beginners-guide-to-meal-planning-what-to-know-how-to-succeed-and-what-to-skip-242413

Harris, S. (2020, 11 de junio). Pérdida de peso: Cómo el té verde *matcha* ayuda a quemar grasa: la bebida detrás de la pérdida de peso de Adele. Express.co.uk. https://www.express.co.uk/life-style/diets/1294240/weight-loss-*matcha*-green-tea-burn-fat-superfood-adele

Healthline: Información médica y consejos de salud en los que puede confiar. (2019). Healthline.com. https://www.healthline.com

Cómo estas proteínas poco conocidas influyen en el envejecimiento saludable | Thorne. (n.d.). Www.Thorne.com. Extraído de https://www.thorne.com/take-5-daily/article/how-this-little-known-enzyme-impacts-healthy-aging

Dhal de col rizada y cebolla roja con trigo sarraceno (vegano). (2016, 14 de julio). Easy Peasy Foodie.

https://www.easypeasyfoodie.com/kale-red-onion-*dhal*-buckwheat/#wprm-recipe-container-8600

Archivo de recetas. (n.d.). La dieta *Sirtfood*. Extraído de http://www.thesirtfooddiet.com/recipes/

Desayunos revueltos *Sirtfood* – Aprender paciencia. (n.d.). Www.Thehinzadventures.com. Extraído de https://www.thehinzadventures.com/2016/03/18/*sirtfood*-scramble-eggs/

Curry de pollo y col rizada *Sirtfood* | RoseFit Personal Trainer. (n.d.). Extraído de http://www.rosefit.co.uk/recipe/*sirtfood*-chicken-kale-curry/

Stacey, S. (2016, 14 de febrero). SALUD: ¡Amor *levístico*! Mail Online. https://www.dailymail.co.uk/home/you/article-3438627/HEALTH-Love-lovage.html

Los beneficios del vino tinto para la salud, la piel y la pérdida de peso. (n.d.). Femina.In. Extraído de https://www.femina.in/wellness/health/the-benefits-of-red-wine-for-health-skin-and-weight-loss-137432.html

La dieta *Sirtfood* explicada. (2016, 10 de febrero). HelloFresh Food Blog. https://blog.hellofresh.co.uk/sirt-diet-foods-sirtuins/

La lista de la compra *sirtfood*. (n.d.). Doctoroz.com. Extraído de https://www.doctoroz.com/gallery/*sirtfood*-shopping-list?gallery=true&page=10

Pérdida de peso: ¡Así se demuestra! El café puede ayudarle a perder peso. (n.d.). NDTV.com. Extraído de https://www.ndtv.com/health/weight-loss-hence-proved-coffee-can-help-you-lose-weight-heres-everything-you-need-to-know-2059049

Yoga para adelgazar: 9 *asanas* que le ayudarán a perder peso. (2019, 21 de agosto). HealthifyMe Blog. https://www.healthifyme.com/blog/yoga-weight-loss-9-asanas/

https://www.healthline.com/nutrition/Sirtfood-diet#section3

https://www.thekitchn.com/wait-what-exactly-is-meal-planning-241617

https://www.marieclaire.co.uk/life/health-fitness/the-Sirtfood-diet-22576

Lightning Source UK Ltd.
Milton Keynes UK
UKHW022002030521
383075UK00003B/480

9 781638 180715